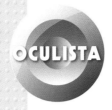 編集企画にあたって…

JN115591

　黄斑疾患は光干渉断層計(OCT)の進歩によって病態が解明され, 疾患分類も近年次々に改訂されています. また治療戦略も小切開硝子体手術やヘッズアップ手術なども登場して術式の幅が広がっています. 本特集では黄斑疾患に特化して, その診療を行うためのコツとピットフォールを中心にというテーマで企画させていただきました. 黄斑前膜, 黄斑偽円孔ではOCT所見から歪視症との関連を解説されています. 網膜裂孔や裂孔原性網膜剥離に続発する黄斑パッカーではしばしば術後に強い歪視症が残存します. そこで黄斑パッカーの治療から初回網膜剥離手術での予防的内境界膜剥離の是非について解説されています. 黄斑円孔ではその分類から内境界膜剥離を併用した基本的な術式から内境界膜翻転法を含めた治療法を, 新しい分類が提唱された分層黄斑円孔では, その診断基準をOCTのen-face画像から得られた所見から解説されています. 黄斑分層円孔の治療法についてはEpiretinal proliferation埋め込み術のポイントを述べられています. 硝子体黄斑牽引症候群と近視性牽引黄斑症についてはOCTの所見から自然経過をみる症例と手術を考慮するタイミングについて, また緑内障合併例や黄斑円孔を予防する手技について解説されています. 難治性網膜剥離であった黄斑円孔網膜剥離も内境界膜翻転法で術後網膜復位率が飛躍的に向上しています. 術式のステップ毎の注意点について再剥離症例の対処も含めて解説されています. 遺伝性疾患である若年性網膜分離症については診断のポイントから, 網膜剥離を合併した際の治療法や将来的な遺伝子治療の可能性を述べられています. 緑内障性視神経症に合併した黄斑分離症は乳頭ピット黄斑症候群と類似した黄斑分離を呈する比較的新しい疾患概念です. 現時点における診断から治療についての考え方を解説されています. 視神経乳頭ピット黄斑症候群と朝顔症候群は先天視神経乳頭異常に続発する黄斑剥離や網膜剥離を伴う疾患です. 先天異常でありバリエーションが多く, 疾患や治療法の概念について述べられています.

　各黄斑疾患を網羅するように詳細に解説した本特集号を通じて疾患の理解が深まることを期待します.

2022年6月

井上　真

KEY WORDS INDEX

WRITERS FILE

（50音順）

石田　友香
（いしだ　ともか）

2004年	東京医科歯科大学卒業 その後スーパーローテーション
2006年	東京医科歯科大学眼科学教室入局
2013年	同大学大学院入学
2017年	同修了 同大学眼科，助教
2018年	杏林アイセンター，VRクリニカルフェロー（国内留学）
2020年	同大学眼科，講師

岩瀬　剛
（いわせ　たけし）

1992年	金沢大学卒業 同大学眼科入局
1995年	氷見市民病院眼科，医長
2000年	富山赤十字病院眼科，部長
2003年	米国ハーバード大学研修 富山県立中央病院眼科，医長
2008～12年	米国ジョーンズホプキンス大学留学
2012年	名古屋大学眼科，病院助教
2015年	同，講師
2019年	秋田大学眼科，教授

馬場　隆之
（ばば　たかゆき）

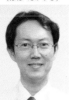

1997年	東京医科歯科大学卒業
1999年	都立広尾病院眼科
2001年	東京医科歯科大学眼科，医員
2003年	同，助教
2006年	千葉大学眼科，助教
2007年	米国ジョンズホプキンス大学ウィルマー眼研究所
2012年	千葉大学眼科，講師
2017年	同，准教授
2022年	同，教授

石田　政弘
（いしだ　まさひろ）

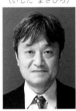

1989年	東邦大学卒業 同大学医学部研修医（大橋病院）
1991年	同大学，助手（佐倉病院）
1995年	University of Medicine & Dentistry of New Jersey（現 Rutgers University）留学
1998年	防衛医科大学校，助手
1999年	同，講師
2002年	東邦大学眼科，講師（大橋）
2006年	防衛医科大学校，助教授（准教授へ名称変更）
2010年	帝京大学眼科，教授（溝口病院）
2020年	東邦大学眼科，教授（大橋）

大音壮太郎
（おおおと　そうたろう）

1998年	京都大学卒業
2005年	同大学大学院医学研究科修了 兵庫県立尼崎病院眼科，医長
2008年	京都大学大学院医学研究科眼科学，助教
2013年	Manhattan Eye, Ear & Throat Hospital，研究員
2014年	京都大学大学院医学研究科眼科学，講師
2022年	大津赤十字病院眼科，部長

広野　一志
（ひろの　かずし）

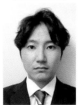

2020年	順天堂大学卒業
2022年	同大学医学部付属浦安病院，臨床研修修了 横浜市立大学附属市民総合医療センター眼科入局

井上　真
（いのうえ　まこと）

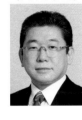

1989年	慶應義塾大学卒業 同大学眼科入局
1994年	杏林大学医学部眼科に国内留学
1997～99年	米国デューク大学アイセンターに留学
2000年	慶應義塾大学眼科，助手
2003年	同，専任講師
2007年	杏林大学眼科，准教授
2014年	同，教授

窪田　匡臣
（くぼた　まさおみ）

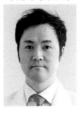

2009年	岐阜大学卒業 岐阜県総合医療センター，研修医
2011年	東京慈恵会医科大学眼科学講座
2021年	岐阜大学医学部付属病院眼科，助教

的場　亮
（まとば　りょう）

2012年	岡山大学卒業
2017年	福山市民病院
2018年	岡山大学大学院医歯薬学総合研究科修了
2019年	同大学病院眼科
2020年	同，助教

近藤　寛之
（こんどう　ひろゆき）

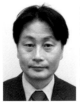

1988年	千葉大学卒業 虎の門病院眼科レジデント
1992年	福岡大学眼科
1995年	米国マイアミ大学留学
1999年	九州大学遺伝情報実験施設
2003年	福岡大学眼科，講師
2010年	産業医科大学眼科，准教授
2013年	同，教授

三浦　悠作
（みうら　ゆうさく）

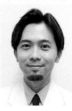

2009年	高知大学卒業
2011年	同大学医学部付属病院眼科入局
2016年	同，病院助教
2017年	広島大学大学院医歯薬保健学研究院総合健康科学部門視覚病態学，診療講師
2019年	高知大学眼科，助教

ステップアップ！黄斑疾患診療
—コツとピットフォールを中心に—

編集企画／杏林大学教授　井上　真

Monthly Book

OCULISTA

編集主幹／村上　晶　高橋　浩　堀　裕一

No.113 / 2022.8◆目次

CONTENTS

「OCULISTA」とはイタリア語で眼科医を意味します．

Monthly Book

OCULISTA

2022. 3 月増大号

No. 108

「超」入門 眼瞼手術アトラス
—術前診察から術後管理まで—

眼瞼手術は**この一冊から**！豊富な図写真とともに、眼瞼手術のエキスパートが
初学者に分かりやすく解説した**眼瞼手術手技**特集！

編集企画 　嘉鳥信忠 聖隷浜松病院眼形成眼窩外科顧問／大浜第一病院眼形成眼窩外科
　　　　　　今川幸宏 大阪回生病院眼形成手術センター部長
　　　　　　2022年3月発行　B5判　150頁　定価5,500円 (本体5,000円＋税)

目次

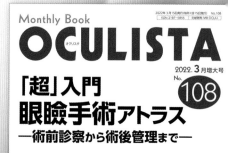

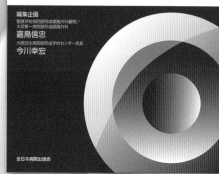

全日本病院出版会
〒113-0033 東京都文京区本郷 3-16-4　Tel：03-5689-5989
www.zenniti.com　　　　　　　　　　Fax：03-5689-8030

MB OCULI. No. 113：1−4, 2022

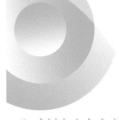

特集／ステップアップ！黄斑疾患診療―コツとピットフォールを中心に―

黄斑前膜，黄斑偽円孔の視機能評価

広野一志[*1]　井上達也[*2]

Key Words： 黄斑前膜(epiretinal membrane)，黄斑偽円孔(macular pseudohole)，歪視(metamorphopsia)，光干渉断層撮影(optical coherence tomography)

Abstract： 黄斑前膜(ERM)，黄斑偽円孔(MPH)は眼科臨床でも頻度の高い黄斑疾患である．治療として硝子体手術が選択されるが，どのような症例を手術適応とするかについては，未だ議論の余地がある．最近の光干渉断層撮影(OCT)の進歩に伴い，黄斑部の詳細な画像評価が可能となり，OCT画像と歪み等の視機能の関連について多くの報告がある．画像検査所見から，これらの黄斑疾患の視機能を正確に類推することができれば，手術適応の決定等に役立つことが予想される．本稿では，最近の研究をふまえて ERM，MPH の画像パラメータと視機能の関連を解説したい．

はじめに

黄斑前膜(epiretinal membrane：ERM)，は眼科臨床で頻度の高い黄斑疾患の1つであり，本邦においても Kawasaki らにより成人の5.7％にみられると報告されている[1]．この頻度は，Blue Mountains Eye Study(3.5％)や，Beaver Dam Eye Study(6.9％)といった海外の疫学研究と比較しても有意な差がなく，人種差を認めないという結果であった．ERM で視力，歪視といった自覚症状の増悪がみられる症例では硝子体手術を考慮するのが一般的である．歪みの評価には，古典的なアムスラーチャートとともに Matsumoto らによって M-CHARTS による定量が提案され，現在の眼科臨床で広く用いられている[2]．また，最近の光干渉断層撮影(optical coherence tomography：OCT)の進歩により，解像度の高い OCT 画像が得ることができ，さらには画像情報からERM 眼の視機能を予測することが可能となってきた．

一方，黄斑偽円孔(macular pseudohole：MPH)は ERM に伴って検眼鏡的に黄斑円孔と類似する疾患として，Gass らによって提唱された疾患である[3]．ERM と同様に硝子体手術の対象となることも多い疾患であるが，最近の報告では分層黄斑円孔(lamellar macular hole：LMH)とともに OCTによる形態の定義が提唱された[4]．

ERM，MPH の手術適応は，硝子体術者それぞれの判断に委ねられているが，一定の結論は未だないのが現状である．視力低下，歪視の悪化がどのような画像所見の症例で認められるかを理解することは，今後これらの疾患の手術適応を考えるうえで重要である．本稿では，最近の論文をもとに ERM，MPH の画像所見と視機能の関連について解説する．

ERM と歪視

歪視の評価に用いる検査として 1953 年に提案

[*1] Kazushi HIRONO, 〒232-0024　横浜市南区浦舟町4-57　横浜市立大学附属市民総合医療センター眼科
[*2] Tatsuya INOUE, 同，講師

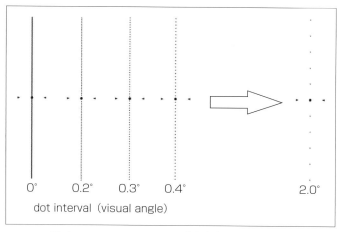

図 1. M-CHARTS による垂直方向の歪視の定量
点線の間隔を視度として 0〜2.0°のどの間隔まで歪みを自覚する
かを測定する. 同様に, 水平方向の歪視の定量も可能である.
（文献 2 より転載）

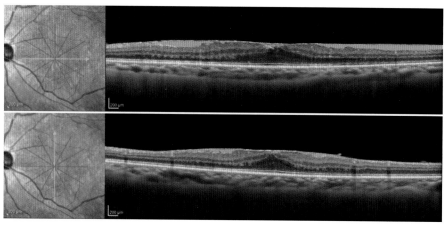

図 2. ERM 眼における Sukima の測定
水平・垂直方向の OCT 画像をそれぞれ ImageJ に取り込み, ERM と
網膜表面の間隙の面積(Sukima)を測定した.

されたアムスラーチャートが有名であり現在も広く用いられているが[5], 定性的検査であり定量することができないことが課題であった. Matsumoto らは, M-CHARTS(Inami)を考案し, 垂直方向, 水平方向のそれぞれについて歪視を定量できることを提唱した[2]. 点線の間隔(視度)を徐々に広げていき, 点線の歪みの自覚がないところを定量化するものであり, ERM をはじめとする黄斑疾患において有用な検査であると報告している[6)7)](図 1).

ERM 眼の OCT 所見と歪視の関連は, 本邦をはじめとしてこれまで多くの報告があるが, M-CHARTS を用いた定量が可能となったことが大きな貢献をもたらしたと考えられる. 網膜内顆粒層(inner nuclear layer：INL)の厚み, ERM によって生じる網膜皺襞の最大深度, さらには OCT angiography(OCTA)を用いて測定した foveal avascular zone(FAZ)の面積が歪視の程度と相関すること等がこれまで報告されている[8)〜10)].

我々も, 最近 ERM の水平, 垂直方向の OCT 画像それぞれについて, 網膜表面との間の面積を"Sukima"として定量し(図 2), 歪視量と相関することを報告している[11)].

さらに, OCT 画像のパラメータ以外にも, 眼底写真画像から得られる 2 次元情報からも視機能の予測ができる可能性がある. Nagura らは ERM の

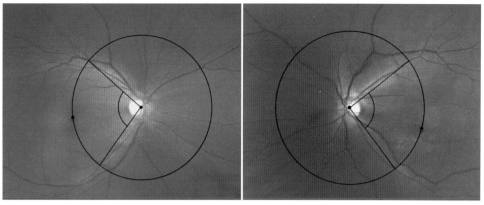

a | b

図 3. 正常眼（僚眼：a）と ERM 眼（b）における動脈角の測定
ERM眼で動脈角は有意に小さく，歪みの程度と相関を認めた．
（文献 12 より改変のうえ転載）

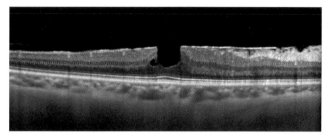

図 4. MPH の OCT 画像
ERM を伴い，急峻な中心窩形状を認める．
（文献 14 より改変のうえ転載）

眼底写真を用いて，視神経乳頭からのびるアーケード血管の動脈の角度を測定し，歪視量との相関を検討した[12]．その結果，動脈角は正常眼と比較し ERM 眼で有意に小さく，ERM 眼では角度が小さいほど視力が悪く，歪視が強いことを見出した（図 3）．我々の研究で提唱した歪視と相関するこれらのパラメータは，硝子体手術後の歪視量の改善とどのような関係があるかは検討しておらず，ERM 術前にみられる画像所見から術後の視機能を予測できるか今後の検討が必要と考えられる．

MPH の疾患概念

MPH は検眼鏡的に黄斑円孔と似た黄斑疾患として提唱されて以降，OCT 所見より詳細な黄斑形態が観察可能になり，硝子体手術の成績等も検討されてきた．しかし，疾患の定義が一定ではなく，用語の統一もなされていなかった．最近になり，Hubschman らによって MPH の類縁疾患である中心窩分離（ERM foveoschisis），LMH とともに病態に基づいた疾患の定義の見直しがなされた[4]．

この提案のなかで MPH は，①中心窩以外の領域に ERM を認めること，②網膜厚の増加，③中心窩の急峻な形状を必須項目とし，参考項目として INL に微小嚢胞を認めること，正常な中心網膜厚が挙げられている（図 4）．

興味深いことに，Hubschman らの提唱以前にすでに Hirano らは MPH における網膜牽引の強さを OCT の en face 画像を用いて網膜皺襞の深さを測定することで評価している[13]．

この報告によれば，新分類における LMH と比較し，MPH，ERM foveoschisis では ERM による網膜牽引が強いことが示されている．我々の最近の研究からも，M-CHARTS による 3 群の水平，垂直の平均歪視量を比較したところ，LMH が 0.15 であるのに対して，MPH，ERM foveoschisis はそれぞれ 0.49，0.37 となっており，統計的有意差はなく，Hirano らの報告と矛盾しない結果と

なった[14]．今後 MPH についても，疾患定義を統一した形で硝子体手術後の視機能（視力，歪視）を評価していくことが重要であり，さらにはより良い手術適応が形成されていくと考えられる．

文　献

1) Kawasaki R, Wang JJ, Sato H, et al：Prevalence and associations of epiretinal membranes in an adult Japanese population：the Funagata study. Eye（Lond），**23**：1045-1051, 2009.

2) Matsumoto C, Arimura E, Okuyama S, et al：Quantification of metamorphopsia in patients with epiretinal membranes. Invest Ophthalmol Vis Sci, **44**(9)：4012-4016, 2003.

3) Allen AW Jr, Gass JD：Contraction of a perifoveal epiretinal membrane simulating a macular hole. Am J Ophthalmol, **82**：684-691, 1976.

4) Hubschman JP, Govetto A, Spaide RF, et al：Optical coherence tomography-based consensus definition for lamellar macular hole. Br J Ophthalmol, **104**：1741-1747, 2020.

5) Amsler M：Earliest symptoms of diseases of the macula. Br J Ophthalmol, **37**：521-537, 1953.

6) Arimura E, Matsumoto C, Okuyama S, et al：Retinal contraction and metamorphopsia scores in eyes with idiopathic epiretinal membrane. Invest Ophthalmol Vis Sci, **46**(8)：2961-2966, 2005.

7) Arimura E, Matsumoto C, Okuyama S, et al：Quantification of metamorphopsia in a macular hole patient using M-CHARTS. Acta Ophthalmol Scand, **85**(1)：55-59, 2007.

8) Okamoto F, Sugiura Y, Okamoto Y, et al：Associations between metamorphopsia and foveal microstructure in patients with epiretinal membrane. Invest Ophthalmol Vis Sci, **53**(11)：6770-6775, 2012.

9) Hirano M, Morizane Y, Kanzaki Y, et al：En face image-based analysis of retinal traction caused by epiretinal membrane and its relationship with visual functions. Retina, **40**(7)：1262-1271, 2020.

10) Shiihara H, Terasaki H, Sonoda S, et al：Association of foveal avascular zone with the metamorphopsia in epiretinal membrane. Sci Rep, **10**(1)：17092, 2020.

11) Murase A, Asaoka R, Inoue T, et al：Relationship Between Optical Coherence Tomography Parameter and Visual Function in Eyes With Epiretinal Membrane. Invest Ophthalmol Vis Sci, **62**(6)：6, 2021.

12) Nagura K, Inoue T, Zhou HP, et al：Association Between Retinal Artery Angle and Visual Function in Eyes With Idiopathic Epiretinal Membrane. Transl Vis Sci Technol, **10**(9)：35, 2021.

13) Hirano M, Morizane Y, Kimura S, et al：Assessment of Lamellar Macular Hole and Macular Pseudohole With a Combination of En Face and Radial B-scan Optical Coherence Tomography Imaging. Am J Ophthalmol, **188**：29-40, 2018.

14) Nakamura K, Inoue T, Nagura K, et al：Foveal microstructure and visual function in patients with lamellar macular hole, epiretinal membrane foveoschisis or macular pseudohole. Eye（Lond），2021. doi：10.1038/s41433-021-01818-1

MB OCULI. No. 113：5−11, 2022

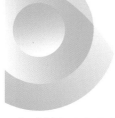

特集／ステップアップ！黄斑疾患診療―コツとピットフォールを中心に―

黄斑パッカー

馬場隆之*

Key Words： 黄斑前膜(epiretinal membrane)，内境界膜(internal limiting membrane)，黄斑パッカー(macular pucker)，増殖硝子体網膜症(proliferative vitreoretinopathy)，網膜裂孔(retinal breaks)，裂孔原性網膜剝離(rhegmatogenous retinal detachment)

Abstract：網膜裂孔や裂孔原性網膜剝離に伴って生じる黄斑前膜は黄斑パッカーと呼ばれることが多い．網膜裂孔から遊走した網膜色素上皮細胞が含まれ，黄斑前膜の収縮力が強く，黄斑牽引が生じやすい．裂孔原性網膜剝離術後の黄斑パッカーは進行が早く，手術のタイミングが遅くなると視機能の回復が不良となるため，手術の時期の見極めは重要である．初回網膜剝離手術時の内境界膜剝離は，術後黄斑パッカーの発生予防につながるが，視機能の改善にどこまで寄与するかは結論が出ていない．

はじめに

　黄斑前膜は，Gass のグレード分類によれば，グレード 0 "cellophane maculopathy" から，グレード 1 "crinkled cellophane maculopathy"，グレード 2 "macular pucker" の順に重症度が高くなる[1]．黄斑パッカーは黄斑前膜の進行したものと考えられるが，軽症のセロファン黄斑症に比べて，黄斑パッカーには網膜色素上皮細胞が含まれ，収縮する性質が強いとされる[2]．黄斑パッカーは，網膜色素上皮細胞が硝子体腔に散布される，網膜裂孔，裂孔原性網膜剝離，増殖硝子体網膜症で生じやすい[3]．一方，その他の続発性黄斑前膜には，炎症性疾患に伴うもの，糖尿病網膜症や網膜静脈閉塞等の網膜血管障害に伴うもの，外傷や外科的処置の後で生じるもの等がある．続発性黄斑前膜では，fibrous astrocyte が多くみられる[3]．特発性黄斑前膜が高度に進行したものとしての黄斑パッカーについては別稿をご参照いただくこととして，本稿では網膜裂孔や裂孔原性網膜剝離に続発した収縮性の強い黄斑前膜を黄斑パッカーとして記載させていただければと思う．

鑑別疾患

　黄斑前膜の症例では，網膜裂孔や陳旧性の限局性網膜剝離が存在しないか，周辺網膜を精査する必要がある．細隙灯顕微鏡で前部硝子体の状態を観察し，色素塊がみられれば網膜裂孔の存在を強く疑う．未治療の網膜裂孔のみならず，裂孔原性網膜剝離や，増殖硝子体網膜症の術後であれば，黄斑パッカーは比較的よくみられる．網膜裂孔をレーザー治療した後でも，黄斑パッカーは生じる．続発性の黄斑前膜は，中間部・後部ぶどう膜炎や糖尿病網膜症，網膜静脈閉塞，網膜血管腫等の網膜血管病変，穿孔性，開放性眼外傷の既往等でみられるため，これらの病変を正しく鑑別する必要がある．このような疾患がみられれば，続発性黄斑前膜と診断する．

* Takayuki BABA，〒260-8670　千葉市中央区亥鼻 1-8-1　千葉大学大学院医学研究院眼科学，教授

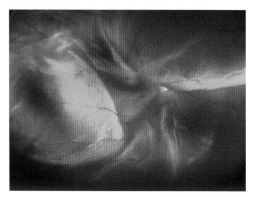

図 1. 症例 1：強膜バックリング術前
黄斑を含む 4 象限に及ぶ裂孔原性網膜剝離
を認める.

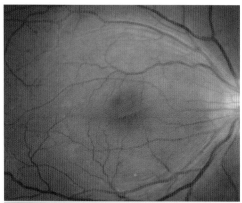

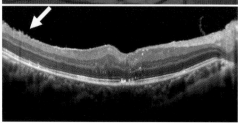

$\frac{a}{b}$

図 3. 症例 1：強膜バックリング術後 1 か月
　　a：後極の網膜はほぼ正常である.
　　b：光干渉断層計像にて, 黄斑耳側に
　　　わずかな網膜皺襞を認める（矢印）.

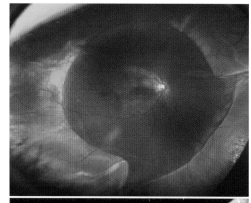

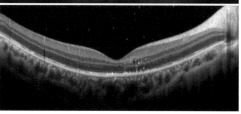

$\frac{a}{b}$

図 2. 症例 1：強膜バックリング術後 2 週
　　a：強膜バックリング手術にて網膜は
　　　復位した.
　　b：光干渉断層計にて, 黄斑網膜が復
　　　位していることがわかる.

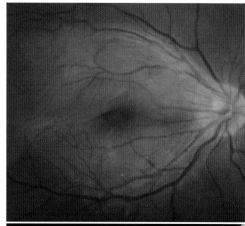

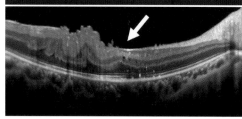

$\frac{a}{b}$

図 4. 症例 1：強膜バックリング術後 4 か月
　　a：後極眼底. 黄斑の上方から耳側に
　　　かけて網膜皺襞を認める.
　　b：光干渉断層計にて, 黄斑耳側に強
　　　い皺襞形成を認める. 中心窩陥凹は
　　　消失している（矢印）.

手術適応と方法

　裂孔原性網膜剝離に対する手術後, 黄斑パッ
カーは約 3～9％の症例で生じる（図 1～4）[4]~[6]. こ
れらは強膜バックリングが行われていた時代の論
文であり, 網膜下液の排液を行った症例では, 排
液を行わなかった症例より頻度が高く, 再手術や
脈絡膜出血を生じた症例でも黄斑パッカーの頻度
が高かった[6]. 近年は裂孔原性網膜剝離の治療の

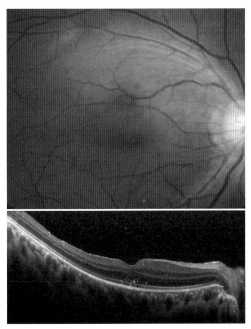

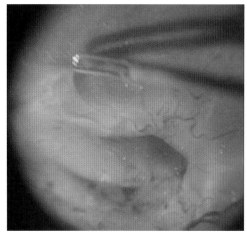

図 6. 症例 2：術中所見
Brilliant blue G を用いて内境界膜を染色し，内境界膜を含めて黄斑前膜を硝子体鑷子にて除去している.

$\dfrac{a}{b}$ 図 5. 症例 1：硝子体手術後 7 年
a：硝子体手術にて内境界膜を含む黄斑前膜を除去した術後 7 年の眼底. 黄斑の皺襞は良好に伸展している.
b：光干渉断層計では，中心窩陥凹の回復がみられる.

際に硝子体手術が主に行われるようになったが，術後黄斑パッカーの頻度は大きくは変わらず，6.8%[7]，9.3%[8]との報告がある. 黄斑パッカーのリスクファクターには術前硝子体出血（VH）（オッズ比 4.71），3 個以上の多発裂孔（同 8.07），再剝離（同 19.66），3 象限以上の網膜剝離（同 12.91）等がある[9]. 黄斑前膜の収縮により，視力低下，歪視（大視症＞小視症），コントラスト感度低下等が生じる. 術前黄斑未剝離の症例で，術前視力が良好であった場合，黄斑パッカーの形成とともに視力が低下し，歪視等の自覚症状が生じるため，この時点で手術適応となる. 術前黄斑剝離のみられた症例や増殖硝子体網膜症の症例では，網膜剝離に起因する歪視が強く，黄斑パッカーが自覚症状にどの程度影響しているかを手術適応の決定の際には考慮する.

　黄斑パッカーの治療は硝子体手術を行う（図5）. 特発性黄斑前膜よりも網膜との癒着が強いことが多く，中心窩を強く牽引しないように，常に中心窩に向かう方向で膜剝離を進める. 癒着が外れに

くい方向へ強く牽引すると，網膜が挙上されるのがわかる. その際には，その向きに剝離することは諦め，違う方向から剝離すると容易に剝離できることが多い. 厚い黄斑前膜を除去したのち，brilliant blue G 等により内境界膜（ILM）を染色する（図6）. 多くの場合，黄斑前膜とともに ILM も剝離されていることが多いが，残存していれば剝離する. 周辺に網膜剝離がみられる場合を除き，ガスタンポナーデは不要である. 網膜裂孔に伴う黄斑パッカーの場合，予定された硝子体手術の2週間以上前に裂孔を網膜光凝固しておくと，手術の際には瘢痕癒着が起きており，術中に不測の網膜剝離を生じる危険が少ない.

手術のタイミング

　網膜剝離術後パッカーは黄斑の変形が強いことが多く，時間の経過とともに視力の回復が遅くなるので，時期を逸せずに手術を行う. 手術に適したタイミングは，自覚症状が生じてから6〜8週以内が良いとされる[3]. この時期には，黄斑前膜の性状がしっかりしており，一塊として剝離しやすい状況になっている. これよりも早いタイミングだと膜の構造が未熟で千切れやすく，取り残しが生じやすい. この場合は，ILM を染色して取り残しが生じないようにする必要がある. ただし，黄

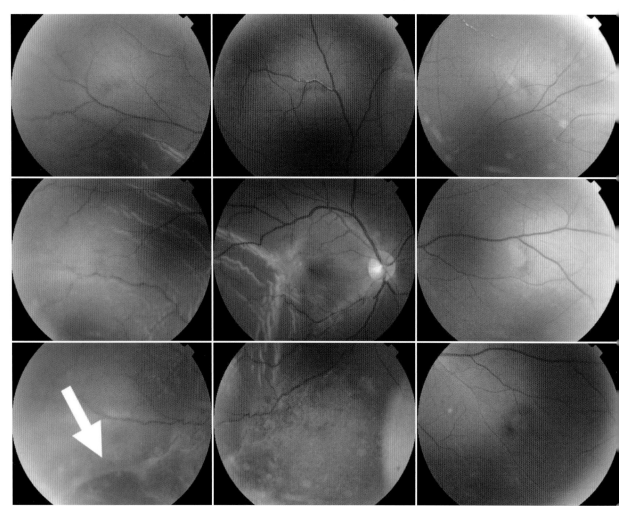

図 7. 症例 2：強膜バックリング術前
野球ボールによる外傷性裂孔原性網膜剝離の症例. 下方の網膜壊死部分に生じた
網膜裂孔(矢印)から黄斑を含む網膜剝離を生じた. 術前視力は 0.6

斑前膜のある部分では，ILM の染色性が下がるため，注意が必要である. 網膜剝離を伴わない，あるいは陳旧性の限局性剝離を伴う網膜裂孔の症例では，特発性黄斑前膜同様，自覚症状の有無により手術適応を決定する. この場合は症状の進行は緩徐であり，緊急性は高くない.

黄斑パッカー除去後，8 割以上の症例で視力は改善するが，術前黄斑剝離のない症例のほうが最終視力は良好であり，網膜剝離手術の時点で黄斑剝離に至っていた症例では最終視力が低くなる傾向がある. 黄斑パッカーの術前視力は，術後視力に影響するため，術前黄斑剝離の有無にかかわらず，視力低下が顕著になる前に手術することが重要である(図 7〜9).

予防方法

前述のような，術後黄斑パッカーのリスクが高い裂孔原性網膜剝離症例では，予防的に ILM を剝離しておくことが有効であるとの報告がなされている. 2013 年, Rao らは裂孔原性網膜剝離に対して硝子体手術を行った 62 眼を検討している. 術中 ILM 剝離を行った 30 眼では術後黄斑前膜がみられた症例は 3.3%であったのに対し，術中 ILM 剝離を行わなかった 32 眼では 34.4%で黄斑前膜が生じた($p = 0.0027$). 視力はそれぞれ 20/25 と 20/40 であり，術中 ILM 剝離を行った群のほうが良好であった[10]. 同様に Nam らは，術中 ILM 剝離を行った症例では黄斑パッカーが生じず，術中

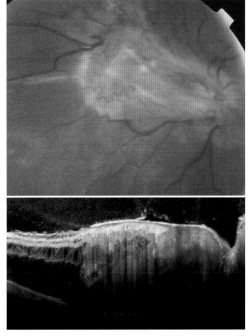

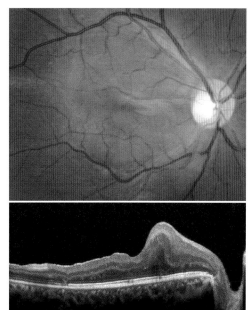

図 8. 症例 2：強膜バックリング術後 2 か月
　　a：強膜バックリングにて網膜は復位
　　　したが，術後黄斑パッカーを生じ，
　　　視力は 0.1 へと低下した．
　　b：光干渉断層計にて，強い黄斑の変
　　　形と，厚い黄斑前膜を認める．

図 9. 症例 2：硝子体手術後 1 年
　　a：硝子体手術を行い，内境界膜を含
　　　む黄斑パッカーを除去した．視力は
　　　1.0 へと改善したが，黄斑に皺襞が
　　　残存し，歪視の自覚が残った．
　　b：黄斑鼻側に網膜皺襞を認める．

ILM 剥離を行わなかった症例では 21.5% で黄斑パッカーが生じ，黄斑未剥離の症例では黄斑パッカーのない症例のほうが視力は良好であった (p = 0.03)，としている[11]．Akiyama らも，術中 ILM 剥離を行った症例では黄斑パッカーがみられなかったのに対し，術中 ILM 未剥離では 52.3% で黄斑パッカーが生じたとしている．両群間で最終視力には差はみられていない[12]．

　Forlini らは術中 ILM 剥離後の 9% の症例で黄斑パッカーがみられ，術中 ILM 剥離を行わなかった 31% の症例で黄斑パッカーがみられたと報告した．術後視力は ILM 剥離群で有意に良好である (p = 0.003) としており，ILM 剥離により術後黄斑前膜の発生を 75% 低下させることができたとしている[13]．

　一方，最近の論文では ILM 剥離の視機能に関する有効性に疑問を投げかけるような結果も報告されている．

　352 例を対象とした Sousa らの報告では，黄斑パッカーは術中 ILM 剥離を行った症例の 6.5%，術中 ILM 剥離を行わなかった症例の 11.7% でみられた (p = 0.045)．一方で，術後視力に関しては，両群間で術後 6 か月 (p = 0.56)，術後 12 か月 (p = 0.25) ともに差はみられていない[14]．

　Obata らは日本網膜硝子体学会で行われた J-RD レジストリのデータベースを用いて，887 例の裂孔原性網膜剥離の症例を検討した．その結果，黄斑未剥離の症例では術中 ILM 剥離は術後視力に影響を及ぼさなかった．また術前黄斑剥離のみられた症例では，術中 ILM 剥離は視力予後不良と有意に関係していた (ILM 剥離あり vs なし：0.20 vs 0.14 logMAR，p = 0.037)．また黄斑パッカーの発生頻度には，ILM 剥離の有無は影響しなかった (3.5% vs 6.9%，p = 0.33)[15]．

　このように，報告により裂孔原性網膜剥離術後の黄斑パッカーが生じる頻度に差異が生じる理由として，剥離期間，経過観察期間，黄斑パッカーの診断基準等の違いが挙げられる[15]．

また視力に関しては，術中ILM剝離を行うことにより，黄斑パッカーの生じる足場を除去できることや，術前からあった黄斑前膜が増悪することを防ぐことにより，黄斑パッカー自体の発生頻度を低下させ視力を改善する効果がある．一方で，術中ILM剝離による網膜障害，特に黄斑剝離のある症例では，手技の難易度が上がるためより障害が強くなり，結果として視力予後に悪い影響を及ぼす可能性もある．

裂孔原性網膜剝離手術の際のILM剝離の是非については，現時点では結論を出すことは難しいが，既報からは黄斑パッカーの予防には有効であり，視力予後に関してはまだわからないということになる．医療経済の観点から検討した論文では，黄斑パッカーの治療に要するコストを勘案すると，初回網膜剝離手術の際にILM剝離を行うコストは許容されるとされている[16]．

一方で，より重症な裂孔原性網膜剝離である増殖硝子体網膜症では，ILM剝離により黄斑パッカーの発生を抑制できるとの報告がある．増殖硝子体網膜症では，残存硝子体皮質が再増殖の足場となり，通常の網膜剝離よりも黄斑前膜が高率に生じるため，ILM剝離によりこれらの足場を除去することは有効である．また視力に関しても悪影響はなかったとのことから，ILM剝離は推奨されることが多い[17]．

文　献

1) Agarwal A：Gass's atlas of macular diseases. 5th edition, Elsevier, pp. 672-674, 2012.

2) Schachat AP：Ryan's Retina. 6th edition, Elsevier, pp. 569-576, 2018.

3) Wilkinson CP, Rice TA：Michels Retinal Detachment. Mosby, pp. 866-873, 1997.

4) Hagler WS, Aturaliya U：Macular puckers after retinal detachment surgery. Br J Ophthalmol, **55**：451-457, 1971.

5) François J, Verbraeken H：Relationship between the drainage of the subretinal fluid in retinal detachment surgery and the appearance of macular pucker. Ophthalmologica, **179**：111-114, 1979.

6) Lobes LA Jr, Burton TC：The incidence of macular pucker after retinal detachment surgery. Am J Ophthalmol, **85**(1)：72-77, 1978.

7) Li Y, Cheung N, Jia L, et al：Surgical outcomes of 25-gauge pars plana vitrectomy using air as an internal tamponade for primary rhegmatogenous retinal detachment. Retina, **40**(11)：2077-2082, 2020.

8) Pettenkofer M, Chehaibou I, Pole C, et al：Epiretinal proliferation after rhegmatogenous retinal detachment. Graefes Arch Clin Exp Ophthalmol, 2021. doi：10.1007/s00417-021-05502-8. Epub ahead of print.

9) Hirakata T, Hiratsuka Y, Yamamoto S, et al：Risk factors for macular pucker after rhegmatogenous retinal detachment surgery. Sci Rep, **11**：18276, 2021.

10) Rao RC, Blinder KJ, Smith BT, et al：Internal limiting membrane peeling for primary rhegmatogenous retinal detachment repair. Ophthalmology, **120**：1102-1103, 2013.

11) Nam KY, Kim JY：Effect of internal limiting membrane peeling on the development of epiretinal membrane after pars plana vitrectomy for primary rhegmatogenous retinal detachment. Retina, **35**：880-885, 2015.

12) Akiyama K, Fujinami K, Watanabe K, et al：Internal Limiting Membrane Peeling to Prevent Post-vitrectomy Epiretinal Membrane Development in Retinal Detachment. Am J Ophthalmol, **171**：1-10, 2016.
    Summary　裂孔原性網膜剝離の初回手術時に内境界膜剝離が術後パッカー発症予防に有用であることの初期の報告．

13) Forlini M, Date P, Ferrari LM, et al：Comparative analysis of retinal reattachment surgery with or without internal limiting membrane peeling to prevent postoperative macular pucker. Retina, **38**：1770-1776, 2018.

14) Sousa K, Calvão-Santos G, Costa J, et al：Anatomical and functional results of ILM peeling vs. non-peeling in macula-off rhegmatogenous retinal detachment. Graefes Arch Clin Exp Ophthalmol, **258**：2105-2110, 2020.

15) Obata S, Kakinoki M, Sawada O, et al：Japan Retina Vitreous Society Registry Committee.

Effect of internal limiting membrane peeling on postoperative visual acuity in macula-off rhegmatogenous retinal detachment. PLoS One, **16**：e0255827, 2021.

Summary 3,000 例を超える，本邦における裂孔原性網剥離データベースをもとに初回手術時の内境界膜剥離の意義を検討した貴重な報告.

16）Yannuzzi NA, Callaway NF, Sridhar J, et al：Internal limiting membrane peeling during pars plana vitrectomy for rhegmatogenous retinal detachment：Cost Analysis, Review of the Literature, and Meta-analysis. Retina, **38**(10)：2081-2087, 2018.

17）Aras C, Arici C, Akar S, et al：Peeling of internal limiting membrane during vitrectomy for complicated retinal detachment prevents epimacular membrane formation. Graefes Arch Clin Exp Ophthalmol, **247**：619-623, 2009.

Summary 増殖硝子体網膜症での術後パッカー発症予防に関する内境界膜剥離の有用性の報告.

Monthly Book

2021.3 月増大号

No.

OCULISTA
オクリスタ

眼科診療
ガイドラインの
活用法

編集企画 白根 雅子 しらね眼科院長

2021年3月発行　B5判　156頁

定価5,500円(本体5,000円＋税)

活用法のほかにも,
簡単な概要や**制作時の背景**,
現状の問題点なども含めて
解説された眼科医必携の
増大号です!

目次

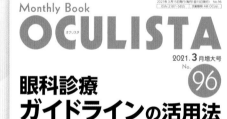

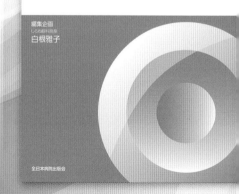

Monthly Book

OCULISTA
オクリスタ

2021.3 月増大号
No.

96

眼科診療
ガイドラインの活用法

編集企画
しらね眼科院長
白根雅子

全日本病院出版会

全日本病院出版会 〒113-0033 東京都文京区本郷 3-16-4　Tel:03-5689-5989

www.zenniti.com　　　　　　　　　　　　　　　Fax:03-5689-8030

MB OCULI. No. 113：13 – 18, 2022

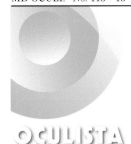

特集／ステップアップ！黄斑疾患診療―コツとピットフォールを中心に―

黄斑円孔

石田政弘*

Key Words : 黄斑円孔(macular hole)，硝子体手術(vitreous surgery)，内境界膜剝離(internal limiting membrane peeling)，内境界膜翻転法(inverted internal limiting membrane flap technique)，ブリリアントブルー G(brilliant blue G)

Abstract：黄斑円孔は，黄斑に円孔が生じて，黄斑中心付近の視細胞を含む網膜組織が遠心状に移動するため，視力低下や歪視をきたす疾患である．中心窩への硝子体牽引と囊胞形成から黄斑外層への裂隙の拡大で黄斑外層円孔となり，内層も硝子体牽引によって裂隙となり黄斑全層円孔となっていく．硝子体手術によって比較的高い確率で黄斑円孔閉鎖を得ることができ，円孔閉鎖後は徐々に視機能が改善してくる．硝子体手術手技は，硝子体切除，後部硝子体剝離がない場合は人工的後部硝子体剝離作製，内境界膜剝離，気体によるタンポナーデが基本となる．黄斑円孔が大きい場合や強度近視に伴う黄斑円孔は内境界膜剝離によっても閉鎖しないこともあり，内境界膜翻転法が用いられる．

はじめに

　黄斑円孔は黄斑中心に円孔を生じる疾患で，多くは加齢による特発性であるが，眼球打撲後に起きる続発性黄斑円孔は若年でも生じる．黄斑円孔では中心窩付近の網膜組織が遠心状に移動し，視細胞も網膜色素上皮細胞から剝離しながら遠心状に移動するため，視力低下や歪視，小視症を自覚する．典型的には他人の顔を見たときにすべてのパーツが中心に集まって見えると訴える．Watzke-Allen test[1]では，黄斑円孔に90 D等の前置レンズを用いてスリット光を照射すると，黄斑円孔にあたっているスリット光の中心がへこんで(くびれて)見える(図 1)．この現象も視細胞が遠心性に移動しているためである．Watzke-Allen test は鋭敏な検査で，術翌日ガス下でも行うこと

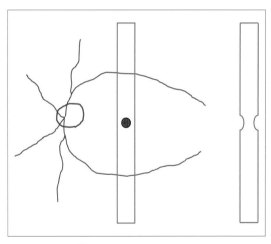

図 1. Watzke-Allen test
黄斑円孔に前置レンズを用いてスリット光を照射すると，スリット光の中心がへこんで(くびれて)見える.

ができ，黄斑円孔が閉鎖していると真っ直ぐになったとの返答が得られる．

　黄斑円孔の手術は1991 年に Kelly と Wendel によって初めて報告[2]された．硝子体切除，後部硝

* Masahiro ISHIDA, 〒153-8515　東京都目黒区大橋2-22-36　東邦大学医療センター大橋病院眼科，教授

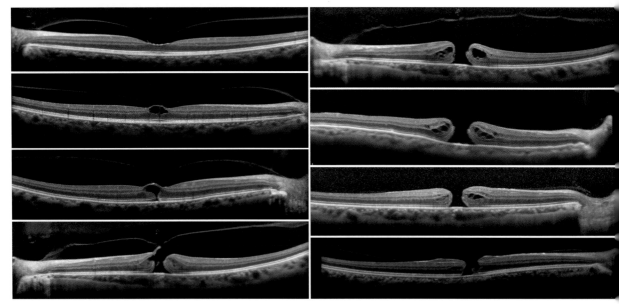

図 2. 黄斑円孔の病期分類

子体剥離とガスタンポナーデを行い 52 眼中 30 眼（58％）で黄斑円孔の閉鎖を得たとの結果であった．その後，内境界膜剥離[3]〜[5]が行われるようになり黄斑円孔閉鎖率は向上したが，透明な内境界膜を剥離するのは難易度が高かった．2000 年に Kadonosono ら[6]によってインドシアニングリーンによる内境界膜染色が報告され，内境界膜剥離が容易となり確実に行えるようになった．さらに Enaida ら[7]によってブリリアントブルー G による内境界膜染色が報告され広く用いられている．内境界膜剥離を行っても黄斑円孔が閉鎖しにくい病態として大きな円孔があるが，2010 年に Michalewska らが 400 μm を超える大きな円孔径の症例に対して内境界膜翻転法を行い，閉鎖率が向上することを報告[8]してからは本邦でも広く行われている．また，同様に難治性の強度近視に伴う黄斑円孔にも内境界膜翻転法が応用[9][10]され普及している．

病　期

黄斑円孔の optical coherence tomography（OCT）による病期分類を図 2 に示す．

- 中心窩に硝子体が付着した状態（正常眼，図 2-a）.
- stage 1a：中心窩に硝子体が付着して前方へ牽引し，黄斑浅層に嚢胞が形成される（図 2-b）.

- stage 1b：嚢胞から黄斑外層へ裂隙が拡大して外層円孔となる（図 2-c）.
- stage 2：嚢胞の内壁（ミューラーコーン）が硝子体牽引により一部円孔縁から外れて全層円孔となる（図 2-d）.
- stage 3：嚢胞の内壁（ミューラーコーン）がすべて外れて pseudo operculum となる（図 2-e）.
- stage 4：硝子体が視神経乳頭から外れて検眼鏡的後部硝子体剥離となる（図 2-f）.

その他の病態として黄斑上膜に伴う黄斑円孔で，黄斑を含めて OCT でも全く後部硝子体剥離がないもの（図 2-g）や，検眼鏡的後部硝子体剥離があり黄斑上膜と lamellar hole associated epiretinal proliferation（LHEP）を伴うもの（図 2-h）等がある．後者は黄斑分層円孔から全層円孔になったと考えられる．

手術適応

まだ全層円孔とはなっていない stage 1a と 1b では，自然経過で正常化することがあるため，まず経過観察をする．ただし，stage 1b で視力が悪い場合は手術を行うこともある．全層円孔となっている stage 2 以降は手術適応で，診断したら手

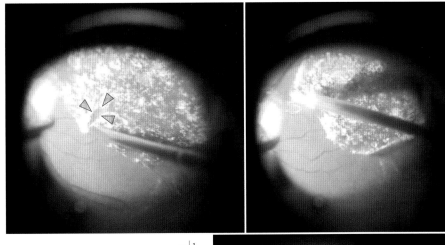

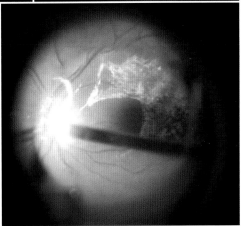

a | b
c

図 3.
後部硝子体剝離作製
　a：トリアムシノロンで可視化され
　　た硝子体ポケットに V ランスで亀
　　裂（矢頭）を作る.
　b：亀裂部位を硝子体カッターで吸
　　引して挙上する.
　c：硝子体ポケット全体が挙上して
　　後部硝子体剝離が起き Weiss' ring
　　も外れてくる.

術を計画する. どの stage でも自然閉鎖をするこ
とはあるが稀であり, 黄斑円孔がごく小さく, 視
力良好例では自然閉鎖が期待できるが, それ以外
では手術を行ったほうが良い. 特発性ではなく外
傷性黄斑円孔では自然閉鎖することが多く, 経過
観察となる. 数か月観察しても自然閉鎖を得るこ
とができず視力が低下したら手術を行う.

術　式

1．水晶体

　40 歳代以下では目立った白内障がなければ水
晶体を温存する. 50 歳代以降では白内障手術を併
施するが, 調節力が残っていれば水晶体を温存す
ることもある.

2．硝子体切除・後部硝子体剝離

　現在, 硝子体手術は 25 または 27 G の小切開硝
子体手術で広角観察システムを用いて行うことが
主流である. 後部硝子体剝離のない症例では, ま
ず硝子体ゲル切除を観察できる範囲で可及的に切
除する. 硝子体カッターを吸引のみにして, 視神
経乳頭付近に残った硝子体ゲルを吸引して嵌頓さ
せて硝子体腔中に挙上すると, 視神経乳頭周囲の
網膜が視神経乳頭縁に沿って線状に立ち上がり,
さらに挙上していくと Weiss' ring とともに網膜
から剝離され後部硝子体剝離が作製できる. 硝子
体カッターによる硝子体ゲルの吸引ができないと
きは, トリアムシノロンで硝子体ゲルを可視化す
る[11]と確実に硝子体ゲルを吸引できる. それでも
作製できないときは Otani らが報告した硝子体ポ
ケットから作製する方法[12]を応用して用いてい
る. 接触型後極拡大レンズを用いて, トリアムシ
ノロンで可視化された硝子体ポケットに V ラン
スで亀裂を作る（図 3-a）. 亀裂部位を硝子体カッ
ターで吸引して挙上する（図 3-b）と硝子体ポケッ
ト全体が挙上して後部硝子体剝離が起き Weiss'
ring も外れてくる（図 3-c）. 後極の後部硝子体剝

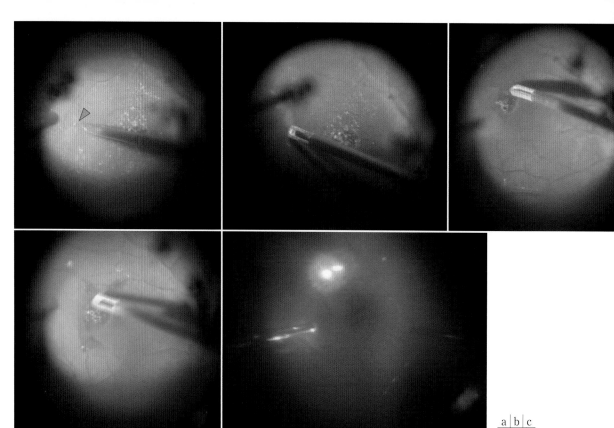

|a|b|c|
|d|e|

図 4. 内境界膜翻転法
a：ブリリアントブルー G で染色後に V ランスで内境界膜を切開して立ち上げる（矢頭）.
b：立ち上がった内境界膜を硝子体鉗子で把持して剝離していく.
c：黄斑円孔縁まで内境界膜を剝離し内境界膜フラップを作製する.
d：内境界膜フラップが小さくなった場合は複数の方向でフラップを残す.
e：空気下で翻転した内境界膜フラップが黄斑円孔上にある.

離が起きたら，広角観察システムを用いて，硝子体カッターの吸引または硝子体切除しながらの吸引で硝子体基底部まで後部硝子体剝離を作り，可及的に硝子体を切除する．筆者は，さらに顕微鏡直視下で強膜圧迫をしながら硝子体基底部の硝子体をできるだけ郭清している.

3．内境界膜剝離（通常法）

接触型後極拡大レンズを用いて観察しながら，ブリリアントブルー G を後極網膜に吹き付けて後極の内境界膜を染色する．V ランスで黄斑の耳側の網膜表面を擦過すると内境界膜が波打つ動きをするが，繰り返していると切れて立ち上がる．立ち上がった内境界膜を硝子体鉗子で把持して剝離していく．内境界膜がちぎれたら剝離された境界の内境界膜を鉗子で把持してさらに剝離を広げて

いく．黄斑円孔縁を全周剝離して，周辺も剝離を広げていく．内境界膜剝離を行った黄斑円孔では，術後に円孔は求心性に閉鎖しながら，視神経乳頭方向に移動する[13]．黄斑円孔の鼻側網膜が視神経乳頭方向に移動するのは円孔閉鎖に不利に働く可能性があるので，筆者は視神経乳頭方向は 1 乳頭径と狭い範囲の剝離にとどめて，上下耳側方向は 2～3 乳頭径ほど広く内境界膜を剝離している.

4．内境界膜翻転法

大きな黄斑円孔や強度近視に伴う黄斑円孔等，難治性の黄斑円孔には内境界膜翻転法[8]を行う．通常の内境界膜剝離と同様に，染色後に V ランスで内境界膜を切開して立ち上げ（図 4-a），硝子体鉗子で把持して剝離していく（図 4-b）．黄斑円孔

縁まで剝離したら剝離をやめて翻転する内境界膜フラップとして残す(図 4-c). 黄斑円孔の上方または耳側に大きな内境界膜フラップを作って黄斑円孔上に翻転させる方法もあるが,フラップが小さくなった場合は複数の方向でフラップを残しても良い(図 4-d). 液空気置換時に視神経乳頭上で最後に残った灌流液を吸引すると,耳側の内境界膜フラップが翻転して黄斑円孔上を被覆することが多い(図 4-e).

5. 液空気置換・ガスタンポナーデ

バックラッシュニードルを用いて灌流液を吸引しながら空気を硝子体腔内に注入して液空気置換を行う. 内境界膜翻転法を行う場合は,内境界膜フラップを作ったあとに強膜圧迫等の操作を行うとフラップが黄斑円孔縁から取れてしまうことがあるので,最周辺の裂孔確認等は内境界膜フラップ作製前に終えておき,フラップ作製後すぐに液空気置換を開始すると良い. 液空気置換後,強膜層の閉鎖を確認しながら,20％に調整した六フッ化硫黄を 20〜40 ml ほど眼内に灌流させて最後に眼圧を調整する. 小さな黄斑円孔では,空気のまま眼圧を調整して終了する.

術後の経過

術後は起座位では正面視またはやや下方視,就寝時は必ずしも腹臥位を取る必要はなく,横向きを保持するよう指示する. 黄斑円孔が閉鎖すれば ellipsoid zone の回復等とともに徐々に視機能は改善していく.

おわりに

黄斑円孔に対する硝子体手術は,ブリリアントブルー G による内境界膜染色によって内境界膜剝離が確実に行えるようになり,高い閉鎖率を得られるようになった. また,大きな円孔や強度近視に伴う難治性黄斑円孔に対しては内境界膜翻転法を行うことで,以前より円孔閉鎖は得られやすくなった. 多くの術者にとって安全,確実な術式になったといえるだろう.

文　献

1) Watzke RC, Allen L：Subjective slitbeam sign for macular disease. Am J Ophthal, **68**(3)：449-453, 1969.

2) Kelly NE, Wendel RT：Vitreuos Surgery for Idiopathic Macular hole. Arch Ophthalmol, **109**：654-659, 1991.
Summary　特発性黄斑円孔を手術で閉鎖できることを初めて示した報告.

3) Olsen TW, Sternberg P Jr, Capone A Jr, et al：Macular hole surgery using thrombinactivated fibrinogen and selective removal of the internal limiting membrane. Retina, **18**：322-329, 1998.

4) Park DW, Sipperly JO, Sneed SR, et al：Macular hole surgery with internal-limiting membrane peeling and intravitreous air. Ophthalmology, **106**：1392-1398, 1999.

5) Brooks HL Jr：Macular Hole Surgery with and without Internal Limiting Membrane Peeling. Ophthalmology, **107**：1939-1949, 2000.

6) Kadonosono K, Itoh N, Uchino E, et al：Staining of Internal Limiting Membrane in Macular Hole Surgery. Arch Ophthalmol, **118**：1116-1118, 2000.

7) Enaida H, Hasatomi T, Hata Y, et al：Preclinical investigation of internal limiting membrane staining and peeling using intravitreal brilliant blue G. Retina, **26**：631-636, 2006.
Summary　現在広く普及している内境界膜可視化剤であるブリリアントブルー G を紹介した報告.

8) Michalewska Z, Michalewski J, Adelman RA, et al：Inverted internal limiting membrane(ILM) flap technique for large macular hole. Ophthalmology, **117**：2018-2025, 2010.
Summary　大きな円孔径の難治性黄斑円孔に対して新しい術式である内境界膜翻転法を示した報告.

9) Kuriyama S, Hayashi H, Jingami Y, et al：Efficacy of inverted internal limiting membrane flap technique for the treatment of macular hole in high myopia. A J Ophthalmol, **156**：125-131, 2013.

10) Michalewska Z, Michalewski J, Dulczewska-Cichecka K, et al：Inverted internal limiting membrane flap technique for surgical repair of myopic macular holes. Retina, **34**：664-669, 2014.

11) Sakamoto T, Miyazaki M, Hisatomi T, et al : Triamcinolone-assisted pars plana vitrectomy improves the surgical procedures and decreases the postoperative blood-ocular barrier break-down. Graefes Arch Clin Exp Ophthalmol, **240** : 423-429, 2002.

12) Otani T, Kishi S : Surgically induced posterior vitreous detachment by tearing the premacular vitreous cortex. Retina, **29** : 1193-1194, 2009.

13) Ishida M, Ichikawa Y, Higashida R, et al : Retinal displacement toward optic disc after internal limiting membrane peeling for idiopathic macular hole. Am J Ophthalmol, **157** : 971-977, 2014.

MB OCULI. No. 113：19−26, 2022

特集／ステップアップ！黄斑疾患診療―コツとピットフォールを中心に―

分層黄斑円孔

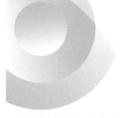

的場　亮[*1]　木村修平[*2]

Key Words： 分層黄斑円孔(lamellar macular hole)，黄斑上膜を伴う中心窩分離(epiretinal membrane foveoschisis)，epiretinal proliferation，内境界膜剝離(internal limiting membrane peeling)，網膜皺襞(retinal fold)，網膜牽引(retinal traction)

Abstract： 2020 年に光干渉断層計 B スキャン画像に基づく分層黄斑円孔関連疾患の新たな診断基準が提唱された．従来の牽引型分層黄斑円孔は黄斑上膜を伴う中心窩分離へと名称が変更され，変性型分層黄斑円孔は単に分層黄斑円孔と定義された．前者の主たる病態は黄斑上膜による網膜牽引であるため，治療として硝子体手術による黄斑上膜剝離が行われ，後者は網膜牽引がほとんど病態に関与しないため，治療として epiretinal proliferation の埋め込み術が行われることが多い．しかし，いずれの術式に関しても，明確な手術適応基準は存在しない．したがって，慎重に手術適応を判断し，十分な説明と同意のもとに手術を決定する必要がある．

はじめに

　分層黄斑円孔(lamellar macular hole：LMH)は黄斑円孔に形態が似た疾患として，日常臨床で比較的よく遭遇する疾患である．しかし，この疾患の病態については不明な点が多く，以前の定義は病態に即したものではなかった．近年，光干渉断層計(optical coherence tomography：OCT)をはじめとする検査機器の進歩によって LMH 関連疾患の病態解明が進んでおり，新しい知見に基づいた新しい定義，術式が行われている．本稿では，これまでの LMH 関連疾患の病態に関する知見を整理し，最新の定義，手術適応や手術のポイントについて解説する．

LMH の定義の歴史

1．検眼鏡所見による報告から OCT 所見による解析への移行

　LMH は長年にわたり定義が変遷してきた疾患である．そこで，その歴史を把握しておくことが，最新の定義を正しく理解するための助けとなる．まず，LMH は白内障術後に生じた囊胞様黄斑浮腫の上壁が消失して形成される黄斑形態として初めて報告された[1]．これは，検眼鏡所見および剖検眼の検討に基づいた報告であり，病態の詳細は不明であった．その後，OCT が登場し，LMH を生じる背景が多岐にわたることや，LMH に類似した多様な黄斑形態が存在することが明らかになった．さらに，硝子体手術が進歩し LMH に対して積極的に硝子体手術が行われるようになったが，各術者が異なる疾患定義に基づいて手術を行い，手術成績を議論するという問題が生じた．このような状況のなか，2013 年に国際的な専門家グループである The International Vitreomacular

[*1] Ryo MATOBA，〒700-8558　岡山市北区鹿田町2-5-1　岡山大学大学院医歯薬学総合研究科眼科学，助教
[*2] Shuhei KIMURA，同，講師

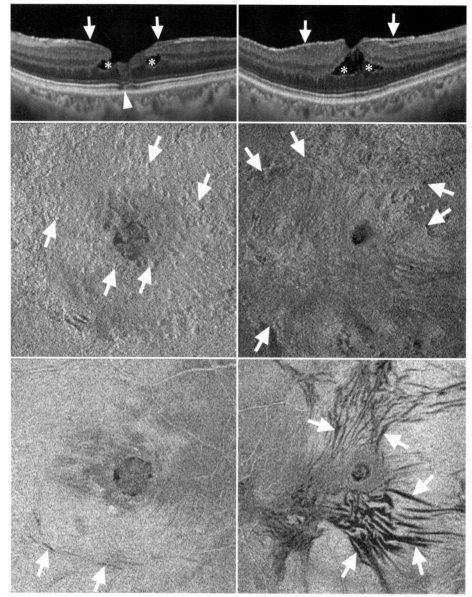

図 1. 変性型 LMH と牽引型 LMH の B スキャンおよび en face 画像
変性型 LMH(a, c, e)および牽引型 LMH(b, d, f)の OCT 画像. 水平 B ス
キャン画像(a, b), ILM の深さ(c, d)および ILM から 30 μm 深層(e, f)に
おける ILM で平坦化した en face 画像を示す.

a：Epiretinal proliferation(矢印)を認め, 中心窩は下方へ掘れ込むような形
　態となっている(＊). Ellipsoid zone の途絶を認める(矢頭).
b：ERM(矢印)および中心窩分離(＊)を認める.
c：まだら状の不整な反射として epiretinal proliferation を認める(矢印).
d：高輝度膜状の反射として ERM を認める(矢印).
e：軽微な網膜皺襞のみを認める(矢印).
f：著明な網膜皺襞を認める(矢印).

a	b
c	d
e	f

Traction Study Group が, LMH を含む網膜硝子
体界面疾患の OCT に基づく定義を提唱した[2]. し
かし, 提唱された定義に対して国際的な合意が得
られず普及しなかった.

2. OCT の進歩による LMH の病態解明

その後, 従来の OCT よりも解像度が高い
swept-source OCT の登場によって, 黄斑形態を
より詳細に観察することが可能になり, LMH 関

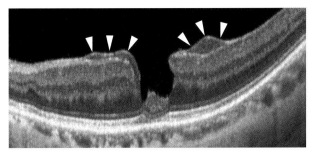

図 2. Epiretinal proliferation の OCT B スキャン画像
網膜上に比較的厚みのある表面高輝度，内部低輝度な
病変を認める（矢頭）.

連疾患の病態が解明されてきている．Govetto ら
は LMH が"top hat"タイプの形態と，"mous-
tache"タイプの形態に分類されると報告した[3]．
前者を網膜への牽引が病態に関与しない"変性型
LMH"，後者を黄斑上膜（epiretinal membrane：
ERM）による網膜牽引が主たる病態と考えられる
"牽引型 LMH"と定義した．そして，これらを異
なる病態として理解する必要があることを提唱し
た．一方，筆者らのグループは swept-source
OCT による en face 画像を用いて LMH 関連疾患
における ERM の有無，網膜皺襞の有無，網膜牽
引の強さを定量的に評価した[4]．その結果，変性
型 LMH，牽引型 LMH，黄斑偽円孔（macular
pseudohole：MPH）のいずれにおいても ERM が
存在していた．また，牽引型 LMH および MPH で
は ERM による皺襞がみられたが，変性型 LMH で
はほとんどみられなかった．つまり，牽引型 LMH
および MPH の病態には ERM による網膜牽引が
関与するが，変性型 LMH の病態における網膜牽引
の関与は極めて小さいことを明らかにした（図1）.

3. 変性型 LMH で高頻度に認める ERM，"epiretinal proliferation"について

LMH で高頻度に認める ERM に関して，牽引型
LMH と変性型 LMH では性状が異なることがわ
かってきた．牽引型 LMH において認める ERM
は，一般的な ERM で認めるような検眼鏡的に半
透明～白色の膜状組織であり，その収縮により網
膜に皺襞を生じることが多い．OCT B スキャン
画像では線状の高輝度病変として描出される．一
方，変性型 LMH で認める ERM は，検眼鏡的に
は LMH の周囲に存在する黄斑色素に富む膜状組
織であり，網膜皺襞を生じることは少ない．OCT
B スキャン画像では比較的厚みのある均一な低輝
度病変として描出されるが，表面は高輝度となる
ことが多いので注意が必要である（図2）．この変
性型 LMH でみられる ERM は，かつて"thick
ERM"や"dense ERM"等と呼ばれたが，2014 年に
Pang らにより"lamellar hole-associated epireti-
nal proliferation（LHEP）"と定義され，この名称
が定着した[5]．組織学的には，活性化したグリア
細胞のマーカーであるグリア線維性酸性タンパク
質陽性の細胞が多くみられ，α-平滑筋アクチンの
発現は少ない．このことは，LHEP が網膜内層か
ら遊走したグリア細胞（ミュラー細胞）を主体とし
た膜状組織で，網膜に対する牽引力に乏しいこと
を示唆する．Itoh らは各種黄斑疾患における
LHEP の出現頻度を検討し，変性型 LMH の他に
黄斑円孔においてもその 9.6％に LHEP がみられ
る一方で，特発性 ERM（0.6％）や MPH（0％）では
LHEP をほとんど認めないことを明らかにした[6]．
以上から，変性型 LMH や黄斑円孔のように網膜
の内層が硝子体腔に曝露される病態においてミュ
ラー細胞が網膜面上に遊走し，LHEP が形成され
る可能性が考えられる．なお，現在は，LHEP は
単に"epiretinal proliferation"と呼ぶことが推奨
されている．これは前述の通り，LHEP が LMH
に特異的な所見ではないためである．

表 1. 2020 年に提唱された LMH 関連疾患の診断基準

	分層黄斑円孔	黄斑上膜を伴う中心窩分離	黄斑偽円孔
OCT 模式図			
必須項目	不整な中心窩形態 下方へ掘れ込むような形態の中心窩腔の存在 （網膜面と円孔縁がなす角<90°） 中心窩の組織欠損	収縮性の黄斑上膜の存在 ヘンレ線維層における網膜分離 （網膜面と網膜分離縁がなす角≧90°）	中心窩に及ばない 黄斑上膜の存在 垂直に切り立つような 中心窩形状 （網膜面と円孔縁がなす角≒90°） 黄斑部網膜の肥厚
参考項目	Epiretinal proliferation 中心窩外層の隆起 Ellipsoid zone の途絶	内顆粒層の微小囊胞 網膜厚の増加 網膜皺襞	内顆粒層の微小囊胞 正常中心網膜厚

LMH の新定義（2020 年）

前項のような背景のなか，2020 年に OCT 所見に基づいた LMH 関連疾患の新しい定義が国際的な専門家グループによって提唱された[7]．この定義における基本的な考え方は前述の Govetto らの分類と同様であり，これまで LMH と考えられていた疾患は，網膜牽引が病態に関与しない群と網膜牽引が主たる病態である群に分けられる．ただし名称が変更されており，前者を単に "LMH" と呼び，後者を "ERM を伴う中心窩分離" と呼ぶ（本稿では以後，変性型 LMH を LMH と記す）．各疾患を診断するうえで必須となる OCT 所見を表 1 に示す．すなわち，LMH は，①不整な中心窩形態，②下方へ掘れ込むような形態の中心窩腔の存在，③中心窩の組織欠損を認める．Epiretinal proliferation，中心窩外層の隆起，ellipsoid zone の途絶は参考所見であるが，合併する頻度が高く，重要な所見である．次に，ERM を伴う中心窩分離は，①収縮性の ERM の存在，②ヘンレ線維層における網膜分離を認める．参考所見は，内顆粒層の微小囊胞，網膜厚の増加，網膜皺襞である．今後はこの統一された定義に基づいて疾患が分類され，日常診療や臨床研究が行われることが期待される．

LMH の検査

視力，前述の OCT（B スキャンおよび en face 画像），アムスラーチャート，M-CHARTS™（イナミ社）等を行う．LMH による視機能障害を評価するうえで，視力は有用な指標である．しかし，LMH の初期では視力が低下しないことが多く，また白内障の影響も受けるため，視力だけに頼って手術適応を決めることは可能な限り避けるべきである．そこで，視力よりも早期に自覚され，白内障の影響を受けにくい症状として，歪視が有用である．現在，歪視の評価方法として一般的に用いられているものとして，アムスラーチャートと M-CHARTS™ が挙げられる．アムスラーチャートは格子状の線が描かれた 1 辺が 10 cm の正方形を指標とする．患者に正方形の中心を固視させ，線の歪みや波打ち部分を患者自身に示してもらう（図 3-a）．簡便かつ短時間で実施できるため，歪視の有無のスクリーニングや，患者自身によるセルフチェックに有用である．しかし，定性検査であるため，歪視の程度を定量評価することはできない．一方，M-CHARTS™ は 1 本の直線と，点の間隔が視角 0.2 から 2.0 になるように描かれた点線で構成されている検査シートである（図 3-b）．水平方向および垂直方向において歪視を自覚しなくなる点線の視角を歪視量として測定する．すな

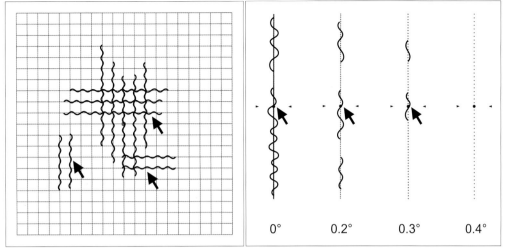

図 3. アムスラーチャートと M-CHARTS™

a：アムスラーチャートの記入例．1 辺が 10 cm の正方形の中に，格子状の線が描かれている．患者に正方形の中心を固視させ，線の歪みや波打ち部分を患者自身が記載している（矢印）．

b：M-CHARTS™による歪視測定の一例．一番左側に直線の指標を示す．右に向かって順に，点の間隔が視角 0.2 から 0.4 になるような点線の指標を示す．この症例では視角 0.3 まで歪視の自覚があり（矢印），視角 0.4 で歪視の自覚が消失する．このとき，垂直方向の歪視 = 0.4 となる．

わち，M-CHARTS™を用いると歪視を定量評価することが可能である．日常生活に支障をきたす M-CHARTS™値は，約 0.5 であると報告されている[8)9)]．

LMH の手術適応

治療法が確立されていないため，当然ながら手術適応基準も明確には定まっていない．視力，歪視に着目し，それぞれの検査の特徴を十分に理解したうえで，多面的に視機能を評価することが手術適応を決めるうえで重要である．黄斑形態の改善効果は比較的期待できるが，視機能改善効果は必ずしも期待できないこと，手術により全層黄斑円孔を生じる危険性があること，長期予後は不明であること等を説明し，十分に理解したうえで同意が得られた患者にのみ手術を行う必要がある．絶対的な手術非適応の基準も存在しないが，比較的若年者で視力良好な場合，極度に進行して視力改善がほとんど期待できない場合，高度近視等，手術によって全層黄斑円孔を生じるリスクが高い場合等では，特に慎重に手術適応を考える必要がある．

LMH に対する手術

前項の通り，LMH に対する治療法は現在のところ確立されていない．しかし，いくつかの手術方法による結果が報告されており参考になる．LMH の病態には網膜接線方向の牽引が関与していないため，ERM や内境界膜（internal limiting membrane：ILM）の剥離除去は効果を期待しにくい[10)11)]．また，術前に黄斑部網膜が菲薄化しているため，膜剥離によって術後に黄斑円孔をきたす危険性がある[12)13)]．そこで，主にミュラー細胞から構成される epiretinal proliferation を中心窩の組織間隙に埋め込む術式が考案され，その有用性が報告されている[14)15)]．術式の模式図および術中画像を図 4 に示す．この手術により，中心窩形態の改善が得られ，視機能の維持や改善が期待できる．なお，筆者らは epiretinal proliferation 埋め込みおよび ILM 剥離の併用を標準治療として行っているが，近年 ILM 剥離に関していくつかの亜型が報告されている．代表的なものとして，LMH 周囲の ILM をドーナツ型に剥離し中心窩の周囲の ILM を温存する術式[16)]，ILM 翻転を併用す

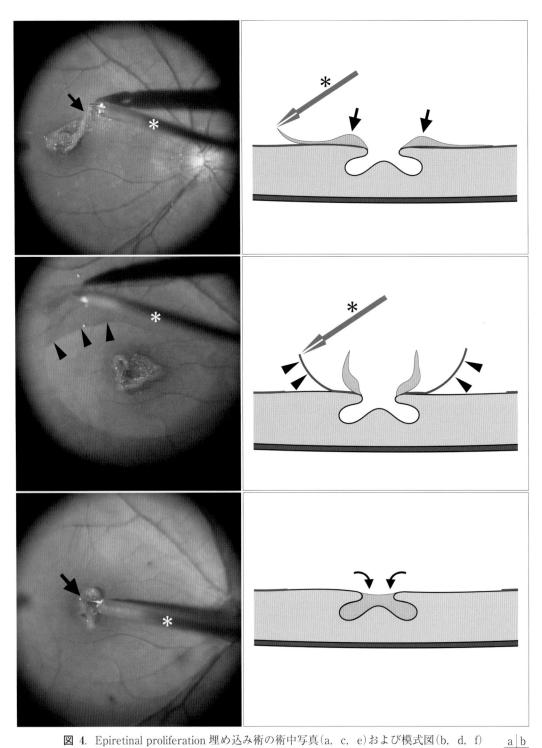

図 4. Epiretinal proliferation 埋め込み術の術中写真(a，c，e)および模式図(b，d，f)

a	b
c	d
e	f

a，b：中心窩の周囲に黄白色の epiretinal proliferation(矢印)を認める．ILM 鑷子
　　　(＊)で epiretinal proliferation を把持し，中心窩周囲まで剝離する．

c，d：ブリリアントブルー G で青色に染色された ILM を ILM 鑷子(＊)で把持し，
　　　剝離する(矢頭)．

e，f：残しておいた epiretinal proliferation をトリミング後，中心窩の組織間隙に
　　　埋め込む(矢印)．

る術式[17)~19)]等があり，いずれも良好な成績をおさめている．しかし，いずれの術式も少数例かつ短期間の経過観察での報告であり，絶対的に優位な術式が確立されているわけではない．筆者らは全層円孔を併発している場合や，中心窩網膜厚が極めて小さい場合等の難症例において，ILM 翻転を併用することを検討している（図5）．いずれにせよ，この術式が LMH に対する標準的な治療法として確立されるためには，さらなる検討が必要である．

以前の定義での牽引型 LMH

以前の定義での牽引型 LMH は，2020 年の国際的な専門家グループによって提唱された新定義において，"ERM を伴う中心窩分離" と呼ぶことになり LMH とは別疾患となる．ERM を伴う中心窩分離の病態は ERM による網膜牽引であり，手術も ERM に準ずるため，今回は割愛する．

おわりに

LMH 関連疾患の病態と定義について，歴史的な背景や最新の知見を解説した．今後，統一された定義を基盤として研究が進み，各疾患の病態が解明されることが期待される．特に LMH の病態や手術の効果については依然として不明な点が多く，さらなる研究が必要である．

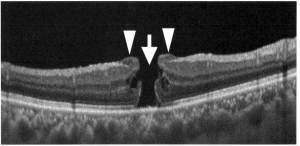
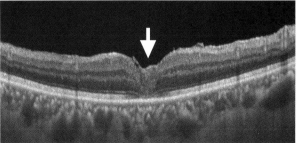

a
b

図 5. 全層黄斑円孔を併発した LMH の術前および術後所見

術前（a）および術後 1 か月（b）の OCT B スキャン画像を示す．
　a：全層黄斑円孔を認める（矢印）．矯正視力（0.6p）．中心窩近傍の網膜上に epiretinal proliferation（矢頭）を認める．
　b：Epiretinal proliferation 埋め込み＋ILM 翻転術後 1 か月．矯正視力（0.8）．黄斑円孔は閉鎖している（矢印）．

文　献

明確に定義した報告.

1) Gass JD：Lamellar macular hole：a complication of cystoid macular edema after cataract extraction：a clinicopathologic case report. Trans Am Ophthalmol Soc, **73**：231-250, 1975.

2) Duker JS, Kaiser PK, Binder S, et al：The International Vitreomacular Traction Study Group classification of vitreomacular adhesion, traction, and macular hole. Ophthalmology, **120**(12)：2611-2619, 2013.

3) Govetto A, Dacquay Y, Farajzadeh M, et al：Lamellar Macular Hole：Two Distinct Clinical Entities? Am J Ophthalmol, **164**：99-109, 2016.
　Summary　変性型 LMH と牽引型 LMH を最初に明確に定義した報告.

4) Hirano M, Morizane Y, Kimura S, et al：Assessment of Lamellar Macular Hole and Macular Pseudohole With a Combination of En Face and Radial B-scan Optical Coherence Tomography Imaging. Am J Ophthalmol, **188**：29-40, 2018.
　Summary　変性型 LMH, 牽引型 LMH, MPH を OCT en face 画像の解析により詳細に分析した報告.

5) Pang CE, Spaide RF, Freund KB：Epiretinal proliferation seen in association with lamellar macular holes：a distinct clinical entity. Retina, **34**(8)：1513-1523, 2014.

6) Itoh Y, Levison AL, Kaiser PK, et al：Prevalence and characteristics of hyporeflective preretinal tissue in vitreomacular interface disorders. Br J Ophthalmol, **100**(3)：399-404, 2016.

7) Hubschman JP, Govetto A, Spaide RF, et al：Optical coherence tomography-based consensus definition for lamellar macular hole. Br J Ophthalmol, **104**(12)：1741-1747, 2020.

Summary LMH, ERM を伴う中心窩分離, MPH の最新の定義が示されている文献. 網膜専門医であればぜひ読んでおきたい.

8) Arimura E, Matsumoto C, Nomoto H, et al：Correlations between M-CHARTS and PHP findings and subjective perception of metamorphopsia in patients with macular diseases. Invest Ophthalmol Vis Sci, **52**(1)：128-135, 2011.

9) Kinoshita T, Imaizumi H, Miyamoto H, et al：Changes in metamorphopsia in daily life after successful epiretinal membrane surgery and correlation with M-CHARTS score. Clin Ophthalmol, **9**：225-233, 2015.

10) Purtskhvanidze K, Balken L, Hamann T, et al：Long-term follow-up of lamellar macular holes and pseudoholes over at least 5 years. Graefes Arch Clin Exp Ophthalmol, **256**(6)：1-12, 2018.

11) Choi WS, Merlau DJ, Chang S：Vitrectomy for macular disorders associated with lamellar macular hole epiretinal proliferation. Retina, **38**(4)：664-669, 2018.

12) Parolini B, Schumann RG, Cereda MG, et al：Lamellar macular hole：a clinicopathologic correlation of surgically excised epiretinal membranes. Invest Ophthalmol Vis Sci, **52**(12)：9074-9083, 2011.

13) Coassin M, Mastrofilippo V, Stewart JM, et al：Lamellar macular holes：surgical outcome of 106 patients with long-term follow-up. Graefes Arch Clin Exp Ophthalmol, **256**(7)：1265-1273, 2018.

14) Shiraga F, Takasu I, Fukuda K, et al：Modified vitreous surgery for symptomatic lamellar macular hole with epiretinal membrane containing macular pigment. Retina, **33**(6)：1263-1269, 2013.

Summary Epiretinal proliferation 埋め込み術の原法を報告した文献.

15) Takahashi K, Morizane Y, Kimura S, et al：Results of lamellar macular hole-associated epiretinal proliferation embedding technique for the treatment of degenerative lamellar macular hole. Graefes Arch Clin Exp Ophthalmol, **257**(10)：2147-2154, 2019.

16) Ho TC, Ho AYL, Chen MS：Reconstructing Foveola by Foveolar Internal Limiting Membrane Non-Peeling and Tissue Repositioning for Lamellar Hole-Related Epiretinal Proliferation. Sci Rep, **9**(1)：16030, 2019.

17) Shiode Y, Morizane Y, Takahashi K, et al：Embedding of lamellar hole-associated epiretinal proliferation combined with internal limiting membrane inversion for the treatment of lamellar macular hole：a case report. BMC Ophthalmol, **18**(1)：257, 2018.

18) Frisina R, Parrozzani R, Pilotto E, et al：A Double Inverted Flap Surgical Technique for the Treatment of Idiopathic Lamellar Macular Hole Associated with Atypical Epiretinal Membrane. Ophthalmologica, **242**(1)：49-58, 2019.

19) Kumar K, Sinha TK, Bhattacharya D：Modified surgical technique for lamellar macular holes with lamellar hole-associated epiretinal proliferation(LHEP). Int Ophthalmol, **41**(6)：2197-2204, 2021.

MB OCULI. No. 113：27－35, 2022

特集／ステップアップ！黄斑疾患診療―コツとピットフォールを中心に―

硝子体黄斑牽引症候群

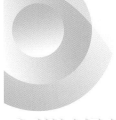

岩瀬　剛*

Key Words : 硝子体黄斑牽引症候群(vitreomacular tractional syndrome：VMTS)，光干渉断層計(optical coherence tomography：OCT)，後部硝子体剝離(posterior vitreous detachment：PVD)，囊胞様黄斑浮腫(cystoid macular edema：CME)，硝子体手術(vitrectomy)

Abstract：硝子体黄斑牽引症候群とは，中心窩または黄斑一帯に硝子体が接着した状態で，その周囲に後部硝子体剝離が起こり，黄斑に慢性的に牽引がかかることで囊胞様変化，網膜分離，網膜剝離等をきたした状態である．症状としては，網膜への持続的な牽引により網膜の構造的な変化が生じることで視力低下や変視をきたす．診断は OCT 検査により容易に行うことができる．自覚症状のないものについてはしばらく経過観察で良いが，牽引が自然に解除された症例の割合はそれほど高くないこと，自然経過中に次第に牽引が強くなり，網膜構造が牽引により囊胞様腔が拡大，あるいは網膜剝離を生じ，著しく視力が低下する症例もある．網膜組織の形態的変化が生じると重篤な視力低下を引き起こし，その回復が難しいことがある．さらに術前の視力が良好の眼では，視力予後が良好であることから，自覚症状や形態学的に変化が生じてきたら硝子体手術を積極的に考慮したほうが良い．

はじめに

1967 年，Jaffe は 14 例の硝子体膜により網膜が牽引されている症例を報告し，それらの症例は，囊胞様黄斑浮腫(cystoid macular edema：CME)やフルオレセイン漏出がなく，網膜硝子体癒着を示すという特徴を有していた[1]．Reese らは硝子体膜により網膜が牽引されている症例の組織学的研究を行い，中心窩領域で一部剝離している後部硝子体膜が網膜内境界膜(internal limiting membrane：ILM)に付着しており，硝子体により黄斑が牽引されていることを確認した[2]．その後，光干渉断層計(optical coherence tomography：OCT)の登場・進歩により，網膜硝子体界面の可視化が可能となり，病態理解が飛躍的に進んできた．特に黄斑部は，その解剖学的特徴による硝子体界面とのかかわりが，疾患の発症や治療に深く関与していることが明らかになってきている．

黄斑部の前方には後部硝子体皮質前ポケットと呼ばれる液化腔があり，そのポケットの後壁はコラーゲンを多く含む硝子体皮質が黄斑部に接着している．この硝子体皮質膜が収縮し，牽引することによって網膜硝子体界面症候群が生じる．網膜硝子体界面症候群は肥厚した後部硝子体が黄斑部を中心とした領域の網膜と癒着し，さらに収縮することで黄斑部網膜に牽引が生じた病態の総称である．網膜硝子体界面症候群の有病率は人口10万人あたり 22.5 人で，年間発生率は人口 10 万人あたり 0.6 人であると報告されている．糖尿病網膜症(図1)，糖尿病黄斑浮腫，加齢黄斑変性，その他の黄斑疾患を伴っている場合には有病率と発生率はかなり高くなる[3]．

2013 年に Duker らが網膜硝子体界面症候群の

* Takeshi IWASE，〒010-8543　秋田市本道 1-1-1　秋田大学大学院医学系研究科医学専攻病態制御医学系眼科学講座，教授

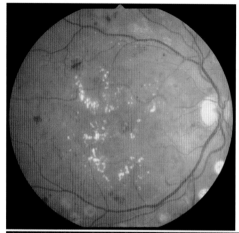

a
b|c

図 1.
55 歳, 男性. 糖尿病網膜症を有している右眼 VMTS 症例
 a：初診時眼底写真. 糖尿病網膜症による網膜出血,
  硬性白斑がみられる.
 b：初診時 OCT 画像. 強い硝子体黄斑牽引により網
  膜内に囊胞様腔, 浮腫および網膜剥離がみられる.
  視力は 0.1 であった.
 c：硝子体手術後 3 か月 OCT 画像. 硝子体黄斑の牽
  引は解除され, 囊胞様腔, 網膜浮腫および網膜剥離
  は改善している. しかし, 中心窩における網膜外層
  の形態が不良で視力は 0.2 であった.

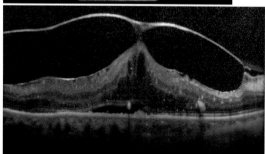
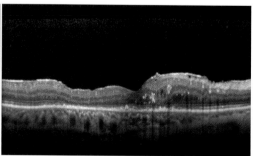

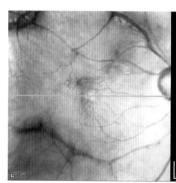
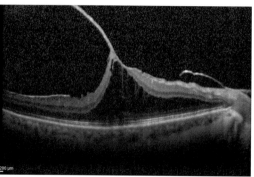

図 2. 64 歳, 男性. VMTS 症例の OCT 画像   a|b
 a：Infrared 画像. 黄斑部には網膜の皺襞がみられ, 牽引が生じてい
  ることが示唆される.
 b：OCT B-scan 画像. 黄斑部には強い牽引により網膜が牽引され,
  広範囲に網膜分離がみられる.

新しい分類を提唱した[4]. その分類は OCT による
解剖学的な分類であり, 硝子体黄斑牽引症候群
（vitreomacular tractional syndrome：VMTS），
硝子体黄斑癒着, 全層黄斑円孔, 分層黄斑円孔,
黄斑偽円孔がこれにあたる. VMTS とは, 中心窩
または黄斑一帯に硝子体が接着した状態で, その
周囲に後部硝子体剝離（posterior vitreous detach-
ment：PVD）が起こり, 黄斑に慢性的に牽引がか
かることで網膜剝離, 網膜分離, 囊胞様変化等を

きたした状態である（図 2）. 症状としては網膜へ
の持続的な牽引により網膜の構造的な変化が生じ
ることで視力低下や変視をきたす.
　本稿では VMTS の診断, 自然経過, 手術適応
例, 手術のタイミングおよび手術手技について解
説する.

VMTS の診断

　診断は前置レンズと細隙灯顕微鏡を用いた眼底

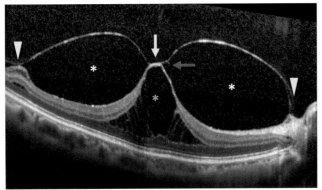

図 3. VMTS 症例の OCT 画像の典型的な特徴
中心窩から半径 3 mm 以内の黄斑部に硝子体が付着してお
り（黄矢印），傍中心窩において部分的な硝子体剥離がみら
れる（白＊）．中心窩から視神経乳頭とその対側の網膜に硝
子体が付着している（黄矢頭）．後部硝子体と網膜面との接
着面の角度が鋭角で（赤矢印），中心窩の輪郭または網膜の
形態が変化している（中心窩表層の形態変化，囊胞様腔形成
等の網膜内構造変化）（青＊）．

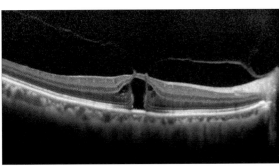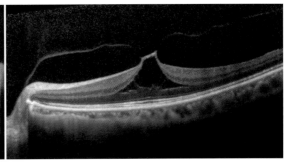

a｜b

図 4. 68 歳，女性．両眼ともに VMTS の OCT 画像
a：右眼では硝子体黄斑牽引により，stage 2 の黄斑円孔を生じ，視力は 0.09 であった．
b：左眼では VMTS により網膜内層が前方へ偏位し中心窩に囊胞様腔がみられるが，
網膜外層の形態がよく保たれているので，視力は 1.0 である．

検査や OCT 検査により容易に行うことができ，牽引の程度や範囲，また網膜の層構造の変化の状態まで詳細な観察が可能である．視力検査やアムスラーチャート等で歪視の程度を調べることで視機能への影響を判断する．

VMTS の定義としては，OCT B-scan 画像に以下のものが写っているものである（図 3）[4]．

① 傍中心窩において，部分的な硝子体剥離がみられる．

② 中心窩から半径 3 mm 以内の黄斑部に硝子体が付着している．

③ 後部硝子体と網膜面との接着面の角度が鋭角になっている．

④ 中心窩の輪郭または網膜の形態が変化している（中心窩表層の形態変化，囊胞様腔形成等の網膜内構造変化，網膜色素上皮（RPE）からの中心窩の隆起，またはこれら 3 つの特徴のいずれかの組み合わせ）．

⑤ 網膜全層の欠損がない．

臨床的には，下記のような現象がみられる．

① 黄斑の囊胞様変化：81％が囊胞様黄斑変化を有する[5]．

② 網膜前膜：40〜100％の眼に網膜前膜を有する（生体顕微鏡，OCT，電子顕微鏡のどれで検出されるかにより異なる）[6~8]．

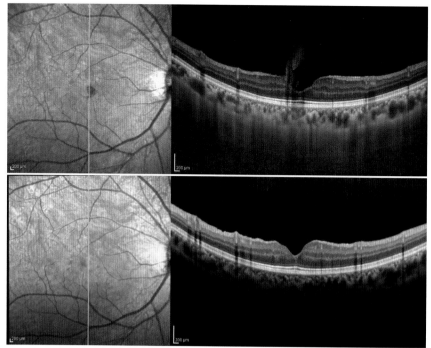

a
b

図 5. 42 歳，男性．硝子体牽引が自然に解除された VMTS 症例の OCT 画像
　　a：経過観察中に，左眼では VMTS による牽引が解除されてきており，
　　　　傍中心窩に付着組織がみられる．視力は 0.5 であった．
　　b：6 か月．硝子体黄斑牽引は完全に解除され，視力は 1.0 と向上した．

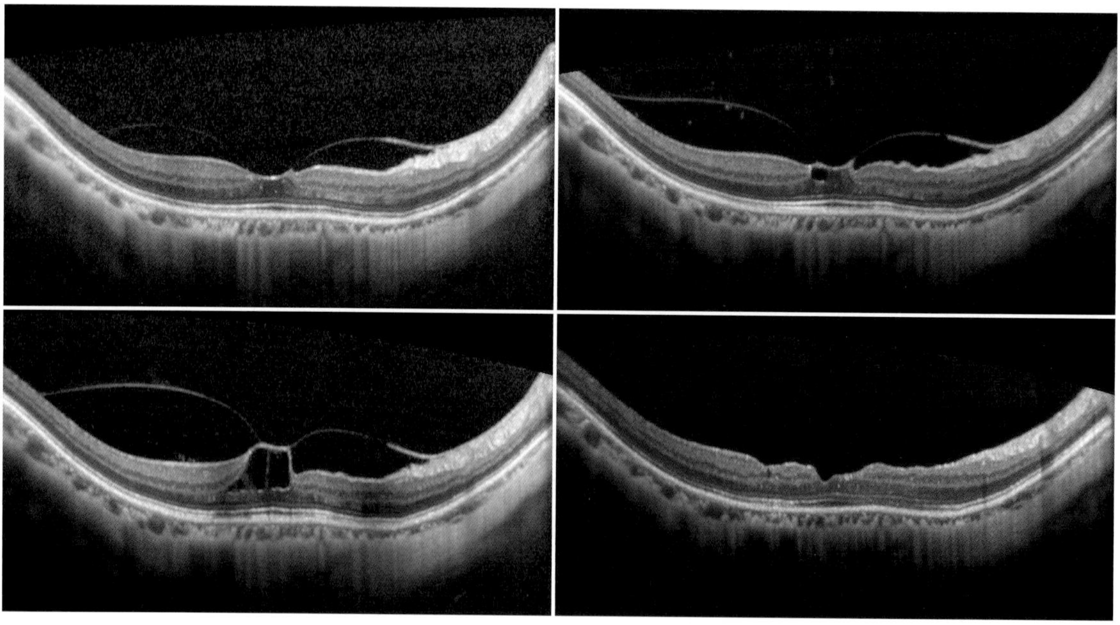

a｜b
c｜d

図 6. 61 歳，女性．硝子体黄斑牽引が次第に増強し視力が低下し，硝子体手術を
　　　行った VMTS 症例の OCT 画像
　a：初診時．右眼では軽度の硝子体黄斑牽引がみられるが，中心窩の網膜構造は
　　　比較的よく保たれており，視力は 0.6 であった．
　b：初診後 12 か月．硝子体黄斑牽引が強くなり，わずかな嚢胞様腔がみられたも
　　　のの，視力は 0.6 であった．
　c：初診後 18 か月．硝子体黄斑牽引が強くなり黄斑部網膜内層は著しく前方へ偏
　　　位し，視力は 0.4 に低下した．
　d：硝子体手術により硝子体黄斑牽引は解除され，中心窩に嚢胞様腔および網膜
　　　剥離は消失し，視力は 0.8 と向上した．

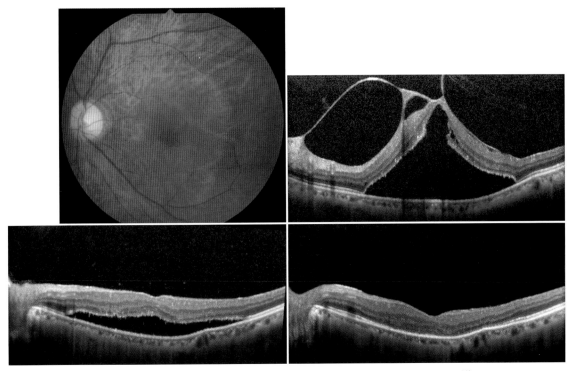

a | b
c | d

図 7. 72歳，男性．VMTS による牽引で網膜剝離を呈した症例の OCT 画像
　a：初診時眼底写真
　b：初診時 OCT 画像．左眼では VMTS により網膜外層円孔および網膜剝離
　　　を生じており，視力は 0.09 であった．
　c：硝子体手術後 6 か月．硝子体黄斑牽引は解除されたが，黄斑部の網膜下
　　　液は残存しており，視力は 0.1 であった．
　d：硝子体手術後 2 年．黄斑部の網膜下液は消失したが，中心窩網膜外層の
　　　状態が不良であり，視力は 0.2 であった．

③ 肥厚しピンと張った後部硝子体膜を有する[6]．
④ 網膜下液・中心窩下液を有する．

合併症としては下記のようなものが生じる（図4）．
① 全層黄斑円孔
② 網膜分離
③ 牽引性中心窩・黄斑剝離

手術適応と手術のタイミング

　VMTS は黄斑部の癒着が軽微な場合には，自然経過で PVD がうまく黄斑部にも起きて自然治癒する症例もあり（図5），自然に解除された症例では視力が良好であるとの報告もあることから[9]，自覚症状のないものについてはしばらく経過観察で良い．しかし，PVD が黄斑部に生じ，VMTS が自然に解除された症例の割合はそれほど高くな

く，平均 15 か月で 11％ の眼にのみ発生したと報告されている[5]．さらに平均 5 年の VMTS の自然経過では，視力が 2 段階以上低下したものが64％，囊胞様変化が持続したものが 67％，新たな囊胞様変化が生じたものが 17％ であったと報告されている[5]．

　以上のことを考えると手術適期の判断は難しい場合があるが，歪視や視力低下等を生じているものや癒着範囲が広範囲なもの，さらに牽引の強い症例では黄斑部における牽引を解除する目的で早々に硝子体手術を検討する．VMTS では，硝子体と黄斑との癒着が強い症例が多いことから，自然経過中に次第に牽引が強くなり，網膜構造が牽引により囊胞様腔が拡大（図6），あるいは網膜剝離を生じ（図7），著しく視力が低下する症例もある．牽引が強くなり網膜組織の形態的変化が生じ

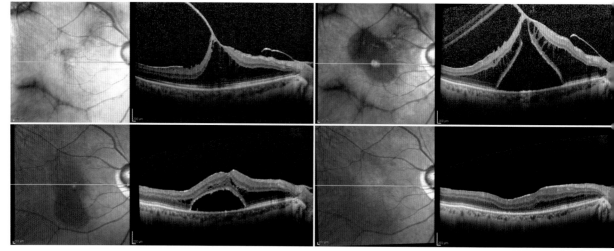

図 8. 64 歳，男性．硝子体黄斑牽引により，網膜分離がみられていたが，網膜外層円孔を
生じ網膜剥離を呈した症例の OCT 画像
a：初診時．右眼では VMTS による強い牽引により広範囲に網膜分離がみられる．
視力は 0.7 であった．
b：初診後 12 か月．硝子体黄斑牽引が強くなり，網膜外層に円孔を生じ網膜剥離を
呈し，視力は 0.1 に低下した．
c：硝子体手術後 6 か月．硝子体黄斑牽引は解除され，網膜分離は改善しているが，
まだ網膜下液は残存しており，視力は 0.4 であった．
d：硝子体手術後 12 か月．網膜下液は消失したが，網膜外層の状態は不良で視力は
0.7 となった．

ると重篤な視力低下を引き起こし，その回復が難しいことが多い（図 8）．さらに術前の視力が 20/100 以上の眼では，20/100 以下の眼よりも視力予後が良好である[10]との報告もあることから，自覚症状や形態学的に変化が生じてきたら硝子体手術を積極的に考慮したほうが良いと考えられる．ただし，緑内障を有する症例では注意を要する．近年，緑内障を伴う網膜前膜や VMTS において，それらの膜処理のみならず，ILM 剥離を同時に施行した場合，有意に術後視野感度が低下することが多数報告されている[11)12]．VMTS 症例では，硝子体と黄斑との癒着が非常に強いので，黄斑部上の硝子体膜剥離をする際に，意図せず ILM が一緒に剥離されることがある．緑内障が進行しているような症例では，手術によるメリットとデメリットをよく考慮すべきである．

手術以外の治療として，オクリプラスミンを硝子体内に投与し，PVD を生じさせるものがある．オクリプラスミンとはヒトのセリンプロテアーゼであるプラスミンの一部を切り捨てられた形態をしたリコンビナント蛋白であり，硝子体黄斑癒着および牽引のある患者に対する治療薬として，硝子体注射により PVD を起こす治療が報告されてきている[13]．本邦においても治験が行われたことがあるが，満足がいく治療成績が得られず本邦では未承認であり，治療は硝子体手術のみとなる．

手術手技

実際の硝子体手術では，core vitrectomy を行った後に，後部硝子体膜剥離を作製する．黄斑部網膜に接着している肥厚した硝子体膜と周辺部後部硝子体との間には部分的に PVD が生じており，網膜と後部硝子体との間に隙間がある．後部硝子体は，しばしば鼻側では視神経乳頭，他の方向ではアーケード付近の網膜に接着している．トリアムシノロンアセトニドを用いて硝子体を可視化し，黄斑部網膜に接着している硝子体膜との連続性を硝子体カッターや鑷子を用いてゆっくりと解除することが重要である（図 9）．これにより，手術中に予期せぬ強い牽引が中心窩に生じ，黄斑円孔等の黄斑部の損傷を引き起こすリスクを低減することができる．

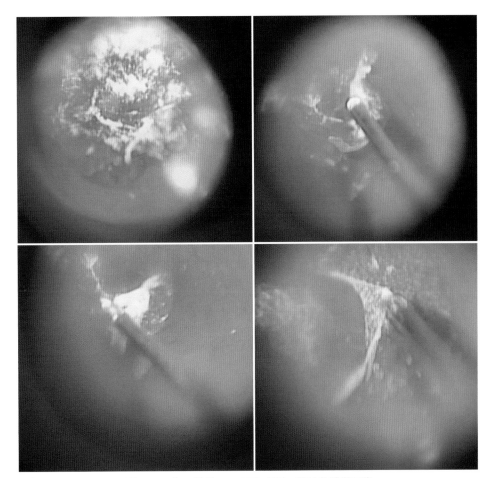

a | b
c | d

図 9. 71 歳, 男性. VMTS 症例の硝子体手術画像

a：Core vitrectomy 後に VMTS の原因となっている硝子体膜をトリアムシノロンアセトニドで可視化している.

b：拡大レンズ下で黄斑部網膜に接着している硝子体膜との連続性を硝子体カッターでゆっくりと解除している.

c：鑷子に持ち替えて, 黄斑周囲の多方向から中心窩に向かって付着組織をゆっくりと剥離している.

d：硝子体膜処理後, 再度トリアムシノロンアセトニドを硝子体内に投与し ILM 剥離を行っている.

次に, 黄斑部網膜における硝子体膜の処理であるが, 多くの症例で硝子体と黄斑との癒着が非常に強い. 拡大レンズを用いて, 黄斑部網膜に接着している硝子体膜の状況を観察する. 黄斑に接着している硝子体を無理にカッターで引っ張ると黄斑円孔を生じる可能性があるので, 必ず鑷子に持ち替えて, 黄斑周囲の多方向から中心窩に向かって付着組織をゆっくりと剥離していき, 最も接着が弱い方向から残存している中心窩に付着した硝子体を剥離する. 中心窩に付着した硝子体膜の接着が非常に強く黄斑円孔が生じそうであれば, 集まった剥離組織を最後にカッターあるいは剪刀で切除しても良い. 網膜上にグリア細胞の多数の残存が認められる場合や黄斑前膜形成を伴う場合には, トリアムシノロンアセトニドあるいはブリリアントブルー G を用いて ILM を含めた剥離を行う. また, 黄斑に亀裂が入った可能性がある場合にも黄斑周囲の ILM 剥離を行って空気置換する.

黄斑部網膜における硝子体膜の処理を行ったのちに, PVD を再周辺部まで作製する. しばしば赤道部より周辺部網膜で硝子体膜との接着が強く, PVD が再周辺部まで作製できない症例がある.

そのような際には，無理にカッターで硝子体に牽引をかけず，強い牽引をかけなくても PVD が生じる部位まで，PVD を起こし，その周辺部の硝子体を切除する．網膜裂孔が生じた場合や網膜が少し浮いている場合には周辺部網膜に光凝固を行う．

硝子体手術の効果

VMTS に対する硝子体手術の有効性に関しては，45〜100％の眼で 2 段階以上の視力向上がみられたと報告されている[7)14)15)]．術前の黄斑部網膜形態が術後視力に関連する可能性が指摘されており，狭いまたは V 字型の VMTS（限局した硝子体・中心窩牽引[16)]，限局した傍中心窩 VMTS[15)]，牽引性 CME[14)15)]の症例では視力回復がより良好であるとの報告がある．一方，広範なあるいは弧状の VMTS[16)]，乳頭黄斑線維束への硝子体付着[10)]，黄斑部の網膜分離を有する VMTS[15)]，高度な CME，陳旧性網膜剝離，および黄斑前線維症は視力予後不良であるとされている．OCT で観察すると，網膜内層と外層の回復は，術後少なくとも 12 か月にわたってゆっくりと起こり，視力予後とよく相関する[17)]．一方，網膜表面のひだの解消（1 か月以内に起こる），中心網膜厚と網膜体積の著しい減少（次の 3 か月以内に起こる）は，視力予後に相関していないとの報告がある[17)]．

文　献

1）Jaffe NS：Vitreous traction at the posterior pole of the fundus due to alterations in the vitreous posterior. Trans Am Acad Ophthalmol Otolaryngol, **71**：642-652, 1967.

2）Reese AB, Jones IS, Cooper WC：Vitreomacular traction syndrome confirmed histologically. Am J Ophthalmol, **69**：975-977, 1970.

3）Jackson TL, Nicod E, Simpson A, et al：Symptomatic vitreomacular adhesion. Retina, **33**：1503-1511, 2013.

4）Duker JS, Kaiser PK, Binder S, et al：The International Vitreomacular Traction Study Group classification of vitreomacular adhesion, traction, and macular hole. Ophthalmology, **120**：2611-

2619, 2013.
　Summary　OCT に基づく網膜硝子体界面症候群の新しい分類を提唱した文献．

5）Hikichi T, Yoshida A, Trempe CL：Course of vitreomacular traction syndrome. Am J Ophthalmol, **119**：55-61, 1995.

6）Chang LK, Fine HF, Spaide RF, et al：Ultrastructural correlation of spectral-domain optical coherence tomographic findings in vitreomacular traction syndrome. Am J Ophthalmol, **146**：121-127, 2008.

7）McDonald HR, Johnson RN, Schatz H：Surgical results in the vitreomacular traction syndrome. Ophthalmology, **101**：1397-1402 discussion 1403, 1994.

8）Koizumi H, Spaide RF, Fisher YL, et al：Three-dimensional evaluation of vitreomacular traction and epiretinal membrane using spectral-domain optical coherence tomography. Am J Ophthalmol, **145**：509-517, 2008.

9）Theodossiadis GP, Grigoropoulos VG, Theodoropoulou S, et al：Spontaneous resolution of vitreomacular traction demonstrated by spectral-domain optical coherence tomography. Am J Ophthalmol, **157**：842-851 e841, 2014.

10）Sonmez K, Capone A Jr, Trese MT, et al：Vitreomacular traction syndrome：impact of anatomical configuration on anatomical and visual outcomes. Retina, **28**：1207-1214, 2008.

11）Tsuchiya S, Higashide T, Udagawa S, et al：Glaucoma-related central visual field deterioration after vitrectomy for epiretinal membrane：topographic characteristics and risk factors. Eye (Lond), **35**：919-928, 2021.

12）Terashima H, Okamoto F, Hasebe H, et al：Evaluation of postoperative visual function based on the preoperative inner layer structure in the epiretinal membrane. Graefes Arch Clin Exp Ophthalmol, **259**：3251-3259, 2021.

13）Singh RP, Li A, Bedi R, et al：Anatomical and visual outcomes following ocriplasmin treatment for symptomatic vitreomacular traction syndrome. Br J Ophthalmol, **98**：356-360, 2014.

14）Johnson MW：Tractional cystoid macular edema：a subtle variant of the vitreomacular traction syndrome. Am J Ophthalmol, **140**：184-192, 2005.

15) Witkin AJ, Patron ME, Castro LC, et al : Anatomic and visual outcomes of vitrectomy for vitreomacular traction syndrome. Ophthalmic Surg Lasers Imaging, **41** : 425-431, 2010.

16) Yamada N, Kishi S : Tomographic features and surgical outcomes of vitreomacular traction syndrome. Am J Ophthalmol, **139** : 112-117, 2005.

17) Sayegh RG, Georgopoulos M, Geitzenauer W, et al : High-resolution optical coherence tomography after surgery for vitreomacular traction : a 2-year follow-up. Ophthalmology, **117** : 2010-2017, 2017 e1-2, 2010.

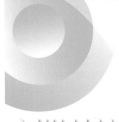

特集／ステップアップ！黄斑疾患診療―コツとピットフォールを中心に―

近視性牽引黄斑症

三浦悠作[*1]　　山城健児[*2]

Key Words : 近視性牽引黄斑症(myopic traction maculopathy : MTM)，光干渉断層計(optical coherence tomography : OCT)，網膜分離(retinoschisis)，黄斑円孔網膜剝離(macular hole retinal detachment : MHRD)，中心窩温存内境界膜剝離(fovea sparing ILM peeling : FSIP)

Abstract : 近視性牽引黄斑症は眼軸長の延長による網膜の萎縮や菲薄化，また硝子体や網膜前膜，内境界膜による牽引によって生じる網膜分離や中心窩網膜剝離等の黄斑部の形態異常の総称である．進行すると全層黄斑円孔や黄斑円孔網膜剝離を生じ，著明な視力低下をきたすため，適切な時期に硝子体手術を行い，黄斑部への牽引を解除する．しかし未だに確立された手術適応や術式はなく，個々の症例に応じて判断する必要がある．硝子体手術においては内境界膜の剝離操作がポイントとなる．近視眼特有の注意点を踏まえつつ，黄斑部への侵襲が少ない操作を心がけるべきである．

はじめに

　近視性牽引黄斑症(myopic traction maculopathy : MTM)は後部ぶどう腫による眼球後方への牽引，硝子体による網膜前面の前方への牽引，さらに黄斑前膜や内境界膜(internal limiting membrane : ILM)による接線方向への牽引等により生じる強度近視眼における網膜外層の異常な伸展・分離を主とする疾患である．1999 年に Takano らは光干渉断層計(optical coherence tomography : OCT)を用いて強度近視眼の網膜分離や牽引性網膜剝離を初めて報告し[1]，それ以降，このような黄斑病変は黄斑分離，中心窩分離，近視性網膜分離といった名称で表現されてきた．2004 年に Panozzo らがこれらの黄斑円孔網膜剝離(macular hole retinal detachment : MHRD)の前駆病変となる近視性・牽引性の黄斑病変に対して MTM と

して報告し[2]，現在に至る．

　MTM は網膜前膜，硝子体黄斑牽引，網膜肥厚，網膜分離，網膜剝離，分層黄斑円孔の 6 つのうち，いずれかを認める強度近視眼における黄斑部障害の総称である(図 1)．典型的には牽引による網膜分離から始まり，進行すると網膜外層に欠損を生じて中心窩網膜剝離となる．さらに剝離は拡大して，中心窩の神経網膜が欠損することで MHRD へと進行する．

　MTM の症状は症例によって大きく異なる．軽度の網膜分離であれば自覚症状がないことも多いが，黄斑前膜や硝子体黄斑牽引がある場合は視力低下や歪視を自覚することもある．全層黄斑円孔や MHRD へと進行した場合は著明な視力低下をきたす．また強度近視眼では網脈絡膜萎縮と網膜の菲薄化により，検眼鏡のみでは MTM の診断や分類に苦慮するため，OCT が必須である．

　治療は硝子体手術による牽引の除去である．MHRD へと進行してからの手術では視力予後が不良であることが多いため(図 2)，適切な時期に

*[*1] Yusaku MIURA，〒783-8505　南国市岡豊町小蓮 185-1　高知大学医学部眼科，助教
*[*2] Kenji YAMASHIRO，同，教授

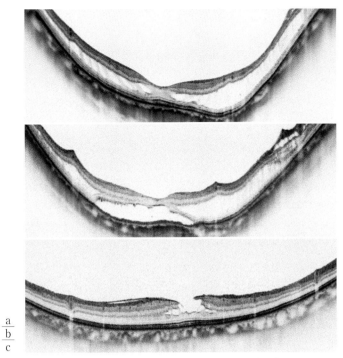

図 1. 近視性牽引黄斑症の光干渉断層計
　　a：網膜分離
　　b：網膜分離と中心窩網膜剥離
　　c：分層黄斑円孔と網膜前膜

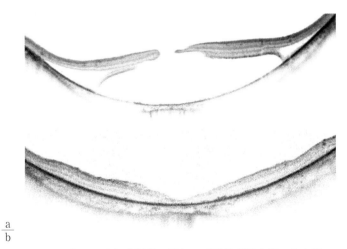

図 2. 黄斑円孔網膜剥離に対して硝子体手術を行った症例
a：術前．黄斑円孔網膜を認める．矯正視力は 0.03
b：術後 1 年．黄斑円孔は閉鎖し，網膜も復位しているが，
　矯正視力は 0.04

MTM に対する手術を行うことで，網膜分離や網膜剥離を改善し，MHRD への進行を予防する必要がある．本稿では MTM に対する硝子体手術の適応と術式を概説する．

MTM に対する硝子体手術の適応

　現時点で手術適応に関する一定の見解はないが，中心窩網膜剥離を伴わない MTM で自覚症状

がない場合は経過観察で良いと考える．また，わ
ずかな視覚障害を認める場合でもMTMや視力低
下の進行を認めないとの報告もあり[3]，早急な手
術は必要ないと考えられる．しかし，硝子体牽引
や網膜前膜による視力低下等の出現，中心窩網膜
剥離の合併，網膜分離や中心窩網膜剥離の悪化に
伴う全層黄斑円孔や，MHRDへの進行の可能性が
ある場合には手術適応と考えられる．ただし，強
度近視眼であるため，緑内障性視神経障害や黄斑
部網脈絡膜萎縮，近視性脈絡膜新生血管を合併し
ていることもあるため，総合的に手術適応を判断
する必要がある．

MTM に対する硝子体手術の術式

MTMに対する治療の第一選択は硝子体手術に
よる網膜への牽引の解除であり，過去に良好な成
績が報告されている[4)5]．硝子体皮質や網膜前膜，
ILMを剥離し，黄斑部への牽引を除去することで
網膜の伸展性を高め，病態を改善する．また眼球
形状を変化させることで網膜や脈絡膜，強膜の曲
率を矯正する黄斑プロンベや強膜短縮術等を併用
する場合もある．

まず25ゲージまたは27ゲージ硝子体手術にて
core vitrectomyを行う．後部硝子体剥離が生じ
ておらず黄斑部と後部硝子体膜の接着が残存する
場合は，黄斑への過度な牽引を避けるために丁寧
な後部硝子体剥離を心がける．また強度近視眼で
は，後部硝子体剥離が生じているようにみえる場
合でも，薄い硝子体皮質が網膜面に残存する硝子
体分離症がしばしばみられる．硝子体皮質を可視
化するためにトリアムシノロンを網膜面に塗布
し，残存する硝子体皮質を確実に除去する必要が
ある．硝子体皮質は薄く脆弱であることが多いた
め，硝子体カッターでの除去が困難な場合はバッ
クフラッシュニードル，ダイヤモンドダストスク
レイパー，フレックスループ等を利用して除去す
る．除去する範囲は可能であれば赤道部付近まで
行い，困難であれば最低でも後部ぶどう腫内を越
える範囲は行う必要がある．

網膜前膜があれば剥離するが，中心窩から周辺
へ向けて剥離すると中心窩への牽引によって術中
に黄斑円孔が生じる可能性がある．よって中心窩
への牽引を軽減するために可能な限り網膜前膜は
中心窩へ向かうように剥離することが望ましい．

その後，ILMを剥離除去する．強度近視眼では
網脈絡膜萎縮によって後極部の色調が脱色素化
し，コントラストが低下するためILMが視認しづ
らく，ILMの可視化が必要となる．通常，ILM染
色はブリリアントブルーG（brilliant blue G：
BBG）を用いるが，強度近視眼においてはBBGで
は染色性が弱いこともあるため，その際はインド
シアニングリーン（indocyanine green：ICG）を用
いる場合もある．ICGは網膜毒性が危惧される
が[6]，MTMに対する硝子体手術では確実なILM
の剥離が必須であるため，BBGによって染色した
ILMが視認しづらければICGによる染色も検討
する．さらに強度近視眼ではILMは菲薄化する．
硝子体手術時に剥離・採取したILMの厚みを比較
した研究では，近視性網膜分離症では$0.753 \pm$
$0.215\,\mu m$，特発性黄斑円孔では$1.894 \pm 0.247\,\mu m$
と報告されている[7]．菲薄化したILMは容易に裂
けるため，ILMの把持や剥離，翻転等のさまざま
な手技において慎重なILMの操作が求められる．

ILM剥離後，黄斑円孔が生じている場合は，液
空気置換を行い，長期滞留ガスやシリコーンオイ
ルを注入する．黄斑円孔や中心窩網膜剥離がな
く，網膜分離のみの症例に対するタンポナーデの
有効性は一定の見解はない．タンポナーデによっ
て網膜形態の早期改善に有効である一方，術後視
力には影響がないとの報告もある[8]．術中に牽引
が確実に除去できれば数か月をかけて緩徐に分離
所見は改善するため，筆者はタンポナーデを使用
していない（図3）．黄斑円孔を伴わない中心窩網
膜剥離の症例では，術後長期に残存する中心窩網
膜剥離が視力低下の原因となるため，早期の復位を
目的にタンポナーデを使用する場合もある（図4）．
一方で，網膜内層が顕著に菲薄化している症例で
は置換した気体の圧により黄斑円孔を形成する可

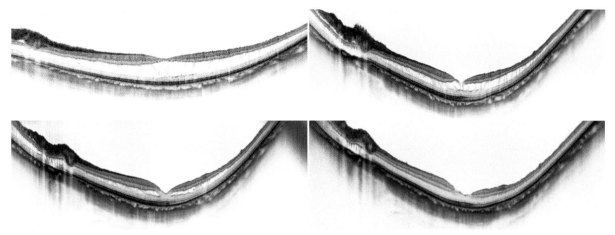

<table>
<tbody>
<tr><td>a</td><td>b</td></tr>
<tr><td>c</td><td>d</td></tr>
</tbody>
</table>

図 3. 網膜分離型の近視性牽引黄斑症に対して硝子体手術を行った症例
　　a：初診時. 眼軸 27.23 mm. 広範な網膜分離を認める.
　　　矯正視力は 0.4 で歪視の自覚あり
　　b：術後 1 か月. 矯正視力は 0.8
　　c：術後 3 か月. 矯正視力は 0.9
　　d：術後 7 か月. 矯正視力は 0.9

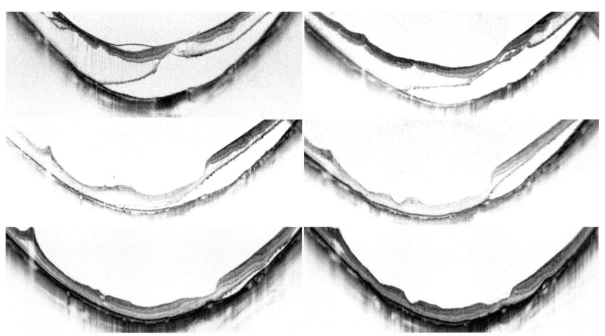

<table>
<tbody>
<tr><td>a</td><td>b</td></tr>
<tr><td>c</td><td>d</td></tr>
<tr><td>e</td><td>f</td></tr>
</tbody>
</table>

図 4. 中心窩網膜剝離型の近視性牽引黄斑症に対して硝子体手術を行った症例
　　a：初診時. 眼軸 29.69 mm. 中心窩に網膜剝離を生じ,
　　　その周囲には網膜分離を認める. 矯正視力は 0.2
　　b：術後 1 か月. 矯正視力は 0.2
　　c：術後 2 か月. 矯正視力は 0.7
　　d：術後 5 か月. 矯正視力は 0.7
　　e：術後 8 か月. 矯正視力は 0.8
　　f：術後 11 か月. 矯正視力は 0.9

能性もあるため，個々の症例に応じてタンポナーデの使用を判断する必要がある．

硝子体手術の注意点

1．後極操作時の注意点

強度近視眼では眼軸の延長，後部ぶどう腫の形成により，ILM 鉗子による後極操作の難易度が高くなる．通常の ILM 鉗子では黄斑部まで届かないことがあるため，長眼軸用のロングシャフトの ILM 鉗子が必要になる．もしそのような ILM 鉗子がない場合，トロカールの刺入部を一般的な輪部から 3〜4 mm の位置ではなく，輪部から 5 mm の位置とする．トロカールの位置を少しでも眼球後方に作成することで，ILM 鉗子が黄斑に届きやすくなる．また ILM 鉗子先端を黄斑に届かせるためにトロカールを介して眼球を多少圧迫しても，トロカールの位置が角膜輪部から遠いため，接触型拡大レンズの浮き上がりが生じにくく，視認性を維持できる．なお，強度近視眼では毛様体扁平部の幅が広いため，輪部から 5 mm の位置に作成しても網膜損傷のリスクはない．また，後部ぶどう腫を伴う場合，網膜前膜や ILM を把持した ILM 鉗子を網膜面に対して接線方向へと動かす際に注意が必要である．眼球の曲率半径に対して後部ぶどう腫内の曲率半径は小さいため，通常時と同様の感覚で ILM 鉗子を動かすと鉗子先端が網膜に接触してしまう可能性がある．さらに強度近視眼では網膜が薄いため，鉗子先端が接触した網膜は円孔を形成することもある．そのため，ILM 鉗子を動かす際は剥離している網膜前膜や ILM をみるのではなく，網膜面との距離感を意識しながら ILM 鉗子の先端を注視するように心がけると良い．

2．黄斑円孔の合併を避けるために

MTM に対する硝子体手術では術中・術後の全層黄斑円孔の合併のリスクがある．過去の報告では中心窩の網膜分離症に対する ILM 剥離後の黄斑円孔の発症率は 27.3％であった[9]．特に中心窩網膜剥離では網膜内層が菲薄化・脆弱化している

ため，ILM 剥離による黄斑部への牽引により黄斑円孔を生じやすい．なるべく黄斑部への牽引を軽減するため，ILM 剥離の際は周辺から中心窩へ向けて剥離していくこと，網膜面に対してなるべく接線方向へと ILM 鉗子を動かすことが大切である．またインフュージョンからの水流による黄斑部への負荷を避けるため，インフュージョンラインは周辺部へ向けるように寝かせて設置するほうが良い．

また術後の全層黄斑円孔予防のために中心窩の ILM を温存する中心窩温存内境界膜剥離（fovea sparing ILM peeling：FSIP）が有効である[10)11]．周辺から中心窩へ向けて剥離した ILM を中心窩の手前で止め，同様の操作を全周で行い，中心窩以外の剥離した ILM を硝子体カッターでトリミングする方法である．Shimada らは中心窩網膜剥離を伴う近視性網膜分離症 15 眼に対して FSIP を行い，全例で術後の黄斑円孔を生じなかったと報告している[11]．筆者は中心窩網膜剥離を伴う MTM に対しては FSIP を行っており，現在のところ術中・術後の全層黄斑円孔の合併の経験はなく，有効な術式と考えている．

3．緑内障を合併する MTM

近年，緑内障眼の黄斑前膜に対する ILM 剥離併用硝子体手術の術後に視野が悪化するとの報告がある[12)13]．特に中心視野が障害されやすく[13]，その原因は鉗子等による網膜損傷や ICG の網膜毒性だけでなく，ILM を剥離すること自体が視野障害を引き起こすと考えられている．ただ MTM に対する硝子体手術の基本は ILM 剥離による牽引の除去である．よって，緑内障眼を合併する MTM においては，ILM 剥離を行うかどうか慎重に判断すべきである．中心視野障害がない初期中期の緑内障を合併する場合であれば，通常通り ILM 剥離を併用しても良いと考える．ILM 剥離のきっかけ作りの際に網膜を損傷する可能性があるので，きっかけ作りの位置は黄斑乳頭線維束ではなく，神経線維の密度が低い horizontal raphe で行うべきである．また，術前の視野検査で絶対暗点があれば，

その暗点に位置する網膜からILM剝離のきっか
けを作成する方法もある．この方法では，ILM剝
離のきっかけを作る際に仮に網膜を損傷しても残
存視野への影響が少ないと考えられるためであ
る．前述したようにICGは網膜毒性があり，残存
視野が悪化する可能性があるため，使用は避ける
べきである．すでに中心視野障害があったり，末
期の緑内障を合併する場合においてはILM剝離
を控えるべきである．Babaらは近視性黄斑分離
症に対してILMを温存する強膜短縮術併用硝子
体手術の有効性を報告しており[14]，緑内障眼にお
いてはILMを剝離しないという選択肢もある．ま
た全層黄斑円孔やMHRDへの進行の可能性が低
いMTMでは硝子体手術自体を控えるべきかもし
れない．緑内障を合併するMTMに対しては，
ILM剝離を行うかどうか，また硝子体手術自体を
行うかどうかは，残存視野の程度だけでなく，
MTMの程度や視力，患者の自覚症状，予想され
る余命等から総合的に判断する必要がある．

まとめ

OCTの登場により強度近視眼に生じるMTM
の病態解明が進み，それに対する手術手技が進歩
してきた．一方で，MTMの解剖学的な治療の成
功が得られたとしても十分な視機能の改善には未
だ至っていない．術前に手術を行うメリット・デ
メリットを十分に説明してインフォームドコンセ
ントを得るとともに，強度近視眼特有の脆弱な網
膜に対して可能な限り低侵襲な手術を心がける必
要がある．

文　献

1）Takano M, Kishi S：Foveal retinoschisis and retinal detachment in severely myopic eyes with posterior staphyloma. Am J Ophthalmol, **128**：472-476, 1999.
2）Panozzo G, Mercanti A：Optical coherence tomography findings in myopic traction maculopathy. Arch Ophthalmol, **122**：1455-1460, 2004.

Summary 近視に伴う黄斑部の形態異常の総称を近視性牽引黄斑症の名称で初めて報告した文献．

3）Shimada N, Ohno-Matsui K, Baba T, et al：Natural course of macular retinoschisis in highly myopic eyes without macular hole or retinal detachment. Am J Ophthalmol, **142**：497-500, 2006.
4）Kobayashi H, Kishi S：Vitreous surgery for highly myopic eyes with foveal detachment and retinoschisis. Ophthalmology, **110**：1702-1707, 2003.
5）Ikuno Y, Sayanagi K, Ohji M, et al：Vitrectomy and internal limiting membrane peeling for myopic foveoschisis. Am J Ophthalmol, **137**：719-724, 2004.
6）Sippy BD, Engelbrecht NE, Hubbard GB, et al：Indocyanine green effect on cultured human retinal pigment epithelial cells：implication for macular hole surgery. Am J Ophthalmol, **132**：433-435, 2001.
7）Chen L, Wei Y, Zhou X, et al：Morphologic, Biomechanical, and Compositional Features of the Internal Limiting Membrane in Pathologic Myopic Foveoschisis. Invest Ophthalmol Vis Sci, **59**：5569-5578, 2018.
8）Kim KS, Lee SB, Lee WK：Vitrectomy and internal limiting membrane peeling with and without gas tamponade for myopic foveoschisis. Am J Ophthalmol, **153**：320-326, 2012.
9）Gaucher D, Haouchine B, Tadayoni R, et al：Long-term follow-up of high myopic foveoschisis：natural course and surgical outcome. Am J Ophthalmol, **143**：455-462, 2007.
10）Ho TC, Chen MS, Huang JS, et al：Foveola non-peeling technique in internal limiting membrane peeling of myopic foveoschisis surgery. Retina, **32**：631-634, 2012.
11）Shimada N, Sugamoto Y, Ogawa M, et al：Fovea-sparing internal limiting membrane peeling for myopic traction maculopathy. Am J Ophthalmol, **154**：693-701, 2012.

Summary 中心窩温存内境界膜剝離の手術手技や成績を述べた文献．

12）Kaneko H, Hirata N, Shimizu H, et al：Effect of internal limiting membrane peeling on visual field sensitivity in eyes with epiretinal membrane accompanied by glaucoma with hemifield defect and myopia. Jpn J Ophthalmol, **65**：380-387, 2021.

13) Tsuchiya S, Higashide T, Udagawa S, et al：Glaucoma-related central visual field deterioration after vitrectomy for epiretinal membrane：topographic characteristics and risk factors.

Eye, **35**：919-928, 2021.
Summary 緑内障を合併する眼における内境界膜剝離の危険性について述べた文献.

14) Baba T, Tanaka S, Nizawa T, et al：Scleral imbrication combined with pars plana vitrectomy without internal limiting membrane peeling for myopic schisis. Retina, **36**：1927-1934, 2016.

MB OCULI. No. 113：43－49, 2022

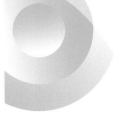

黄斑円孔網膜剝離

窪田匡臣[*1]　坂口裕和[*2]

Key Words： 黄斑円孔網膜剝離(macular hole retinal detachment), 強度近視(high myopia), 内境界膜翻転法 (inverted internal limiting membrane flap technique), 近視性黄斑牽引症(myopic traction maculopathy)

Abstract：黄斑円孔網膜剝離は, これまで初回復位率, 視力改善の得られにくい疾患であったことから, 難治で視力予後不良の網膜剝離とされている. 黄斑円孔網膜剝離では, 後部ぶどう腫を伴う長眼軸長眼に発症することが多いが, その長眼軸長眼ゆえに, 通常の裂孔原性網膜剝離とは異なる病態, 術後経過を追う.

　近年, 黄斑円孔網膜剝離における病態が解明されてきており, 復位率, 円孔閉鎖率を上げるための治療方法が徐々に確立されつつある. 黄斑円孔網膜剝離の治療において重要なポイントがいくつか存在する. 本稿では黄斑円孔網膜剝離について, 改めて病態から治療方法, 予後について述べる.

鑑別疾患

　黄斑円孔網膜剝離の診断には病態を理解したうえで, 構造的な変化が黄斑円孔網膜剝離の発症にどのように関与しているかを考えることが重要である.

　そのなかで黄斑円孔網膜剝離は特発性と続発性に分類できる. 特発性とは強度近視もしくは正視眼に契機となる他の網膜疾患の合併のない黄斑円孔網膜剝離である.

　一方, 続発性とは網膜静脈閉塞症に伴う黄斑浮腫や近視性脈絡膜新生血管といった黄斑疾患の併発に伴う黄斑の脆弱性がゆえに起こる黄斑円孔網膜剝離や, 周辺部網膜裂孔による胞状網膜剝離において黄斑剝離をきたし, さらに黄斑円孔を併発している黄斑円孔網膜剝離である.

1. 特発性
1) 強度近視眼

　強度近視眼では, 眼軸の延長により眼球後部が突出し, 後部ぶどう腫の形成に伴ってさまざまな合併症が発生する. 黄斑円孔網膜剝離(図1-a)は, 通常の黄斑円孔の形成機序と同様の後部硝子体皮質の牽引によって黄斑円孔が発症する[1]ことに加えて, 眼球の後方への牽引により網膜が菲薄化することで, 網膜に対して垂直方向の力学的なベクトルが働くことで生じる.

　近視性牽引黄斑症[2)3)]は, そのような黄斑に前方への牽引がかかることで起こる網膜分離や中心窩剝離をきたした状態をいう. 厳密には近視性牽引黄斑症の診断は病的近視眼底に加えて, ①黄斑前膜, ②硝子体黄斑牽引, ③網膜の肥厚(中心窩厚>200 μm), ④網膜分離, ⑤牽引性網膜剝離, ⑥内層分層黄斑円孔の6つのうち, いずれかを認めることによると定義[4]されている(図1-b, c).

　つまり近視性牽引黄斑症は難治性の黄斑円孔網

*1 Masaomi KUBOTA, 〒501-1194　岐阜市柳戸1-1 岐阜大学医学部眼科学教室, 助教
*2 Hirokazu SAKAGUCHI, 同, 教授

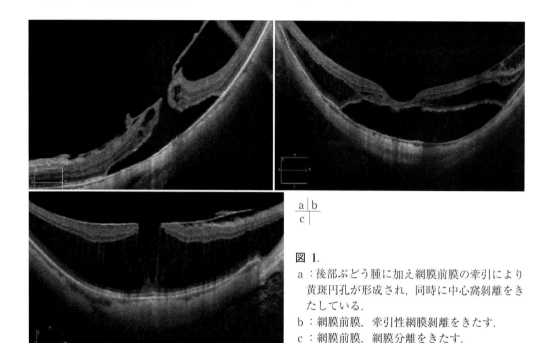

```
a b
c
```

図1.
a：後部ぶどう腫に加え網膜前膜の牽引により
　黄斑円孔が形成され，同時に中心窩剥離をき
　たしている．
b：網膜前膜，牽引性網膜剥離をきたす．
c：網膜前膜，網膜分離をきたす．

膜剥離に至る可能性のある病態，すなわち黄斑円孔網膜剥離の前駆病変ともいわれている．

　参考までに，Beijing Eye Study において強度近視眼における網膜分離症は全体の1/3に生じているとされており，黄斑分離から黄斑円孔形成される影響は少なくないことが考えられ，注意が必要である．

　2）正視眼

　正視眼では，一般的に前述のように黄斑円孔の形成過程において，接線方向の牽引が生じても，垂直方向の牽引，つまり黄斑が剥離するほうへの力のベクトルは生じにくい．そのためほとんどの黄斑円孔網膜剥離は強度近視に伴うものであるが，一部正視眼にも発生するという報告[5)6)]も散見される．

　2．続発性

　網膜静脈閉塞による嚢胞様黄斑浮腫や，強度近視に起こる単純型出血や近視性脈絡膜新生血管に続発して黄斑円孔網膜剥離を発症することがある[7)8)]（図2）．

　近視性脈絡膜新生血管では網膜下出血により中心窩を隆起させる．一方，網膜静脈閉塞には嚢胞様黄斑浮腫を生じ，黄斑浮腫が遷延する場合がある．

　近年，近視性脈絡膜新生血管や嚢胞様黄斑浮腫において，ともに抗VEGF治療が第一選択となり，両疾患に対しては比較的良好な反応がみられることが多い．

　脈絡膜新生血管や黄斑下出血，黄斑浮腫を発症することで中心窩の脆弱性が増す．さらには，抗VEGF治療によって黄斑部の構造は，遠心性の接線方向に収縮を引き起こし，中心窩網膜への牽引力となり円孔を形成する可能性が示唆されている．しかし，その要因としては眼内注射という物理的な要因[9)]で，硝子体牽引を発生させるという可能性もあり，抗VEGF治療の硝子体内注射後の黄斑円孔形成の正確な病因はまだ議論中である．

　このように黄斑部の脆弱性に加え，後部硝子体剥離が起きていない症例には黄斑円孔網膜剥離を続発する危険性を伴っていると考えられ，十分注意していく必要がある．

　近視性脈絡膜新生血管や網脈絡膜萎縮に伴い，網膜の接線方向の収縮や伸展に伴って全層円孔に至るものもあると推察されている[10)]．

　また稀ではあるが周辺部弁状裂孔が原因となる胞状網膜剥離に，黄斑円孔が併発しているケースもある．

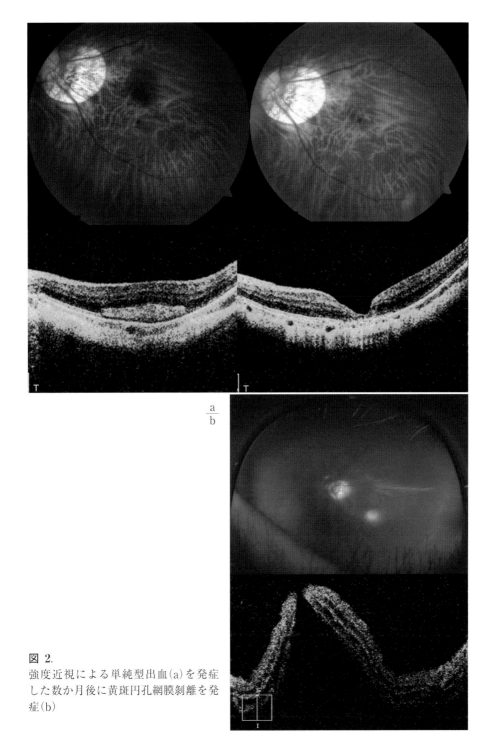

図 2.
強度近視による単純型出血(a)を発症
した数か月後に黄斑円孔網膜剝離を発
症(b)

手術適応と方法

1. 術式の選択
〈黄斑バックル,強膜短縮術と硝子体手術〉

黄斑バックルでは後部ぶどう腫を物理的に解消し,黄斑にかかる力を別のベクトルへ転換させる

ことが手術の目的である.一方,硝子体手術では硝子体皮質や網膜前膜等による直接的な牽引の除去が手術の目的である.

確立されつつある術式,円孔閉鎖率,網膜復位率,簡便性から硝子体手術が選択される機会がほとんどであると思われる.黄斑バックルや強膜短

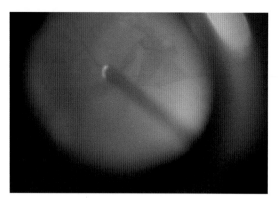

図 3. 内境界膜剥離翻転法を用いて剥離した
内境界膜をトリミング

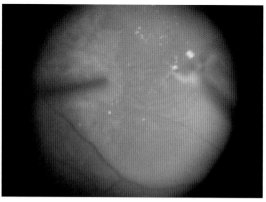

図 4.
トリアムシノロンで残存硝子体皮質を除去した
後にブリリアントブルー G やインドシアニング
リーンで網膜を染色する.

縮術は煩雑性や術後の変視を懸念して選択を避けられる傾向にある. しかし, 再剥離や術後円孔非閉鎖の症例ではそれらを併用することを検討することも必要となってくる.

2. 内境界膜剥離, インバート法の必要性

黄斑円孔網膜剥離に対する硝子体手術において黄斑部の伸展性を増加させるために, 内境界膜剥離(図3)が行われるようになり, 同時に残存硝子体皮質や網膜前膜もとることができ治療成績が向上した[11].

近年は言わずと知れた内境界膜翻転法が盛んに行われるようになったが, 内境界膜翻転法はもともと陳旧性黄斑円孔や最小円孔径 400 μm 以上の大型黄斑円孔のような難治性の黄斑円孔に対して, 周囲の内境界膜を円孔縁に付着させたままの状態で全周翻転し, 円孔内に押し込める操作を必要とする Michalewska らの報告した手術手技である. それを黄斑円孔網膜剥離に対しても行うことで復位率や円孔閉鎖率が向上するという報告[12]が多い.

黄斑円孔網膜剥離に対する, 従来の内境界膜剥離と内境界膜翻転法を比較した報告のメタ解析[13]があり, 内境界膜翻転法は従来の内境界膜剥離に比べ, 黄斑円孔の閉鎖率, 術後視力が有意に高かったとされている. しかし, 両手技においてタンポナーデ物質は異なるとは思うが, 網膜剥離の改善, すなわち復位率には両手技に差はないという報告だった.

3. 硝子体手術鑷子, ポートの刺入部位の検討

内境界膜剥離を行うための硝子体鑷子は剛性を重視した構造, 眼軸長を重視した構造等, 各社さまざまある.

一般的な硝子体鑷子では強度近視の場合, 黄斑部に硝子体鑷子が届かない場合がある. 多数そろえている施設ではその都度使用する硝子体鑷子を変更し, 対応することも可能であるが, そうでない施設も多々ある. そのため鑷子では補えない部分を別の手法を用いて内境界膜剥離を行う必要がある.

例えば, トロカールの刺入部位を通常の硝子体手術のときより後方に刺入する. 通常は角膜輪部より 3.5〜4 mm の位置にポート作成をするが, 強度近視の場合は 4.5〜5 mm へと変更することも可能である. さらには 31 mm の長眼軸長眼に対する手術において 6 mm でも問題なかったという報告[14]もある.

4. 後部硝子体剥離の作成

一般的な弁状裂孔に伴う裂孔原性網膜剥離では, 後部硝子体剥離が赤道部周辺まで起きていることが多い. 裂孔が周辺部に存在するため後極部の後部硝子体剥離が起こった後に周辺部への牽引が働くからである. 一方, 黄斑円孔網膜剥離では原因裂孔が黄斑部であるため, それ以上の後部硝子体剥離が起こりにくい. したがって硝子体手術を開始した段階で後部硝子体剥離を起こす作業をしなければならない場合がある.

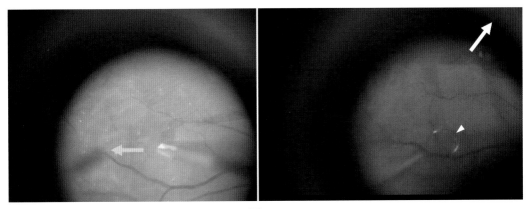

図 5.
剝離網膜での内境界膜剝離は，乳頭から耳側に向かっては可能（黄矢印）であるが，
耳側から乳頭への内境界膜剝離（白矢印）は対側のカウンター（矢頭）が必要となる
場合がある．

5．硝子体手術時の皮質除去，網膜前膜除去

強度近視眼の硝子体は必ずといってよいくらい後部硝子体皮質が広い範囲に残存しているため，硝子体手術の際，必ずトリアムシノロンで硝子体膜を可視化する必要がある（図4）．

可視化された残存硝子体をカッター，バックフラッシュニードル，硝子体鑷子，ダイアモンドダストスクレーパー等を用いて除去していく．

6．内境界膜剝離，翻転

内境界膜剝離，翻転は黄斑円孔網膜剝離に対する硝子体手術で最も重要なポイントである．

内境界膜翻転法により初回円孔閉鎖，復位率ともに良好な成績を獲得できる有用な術式である．

しかしその手技は通常の黄斑円孔に対する内境界膜剝離とは異なり，剝離網膜上の操作となりしばしば困難となる．剝離した網膜での内境界膜剝離は，アーケード血管周囲の視神経乳頭に近い部位から開始し，鼻側から耳側に向かって剝離していく（図5）．パーフルオロカーボンで網膜を押さえながら内境界膜剝離を行うこともあるが，パーフルオロカーボンを使用する際には網膜下迷入に注意しながら行う．また，強度近視の内境界膜は薄く，断裂しやすいため慎重に剝離する必要がある．さらには翻転させた内境界膜を乗せるのではなく，円孔内に詰め込む方法もある[15]．

内境界膜の染色剤にはブリリアントブルーGを用いるのが最近は一般的になっているが，施設によってはインドシアニングリーンを用いることも

ある．また，強度近視の場合，網脈絡膜が菲薄化しており，視認性においては10倍希釈のインドシアニングリーンのほうが勝る．ただ網膜毒性の指摘のあるインドシアニングリーンで染色し剝離された内境界膜を黄斑部に翻転するという点においては難色を示す術者もいる．

7．液ガス置換

翻転法を行った場合，黄斑部には凝集型の粘弾性物質が内境界膜の上に乗せられているため，液ガス置換時に注意を要する．排液は黄斑部の粘弾性物質や翻転内境界膜の位置を確認しながら，視神経乳頭部でゆっくり吸引をかけることが大切である．

網膜剝離が後部ぶどう腫内でおさまっている場合は排液に困ることはそれほどないと考えられるが，後部ぶどう腫を超えて胞状剝離となっている場合は，一度空気に置換し，後極へ下液を移動させ排液を試みて，その後再度灌流液に戻すと剝離の丈を低くすることができる．このとき注意すべき点は2つあり，1つは下液が粘稠な場合，排液時に円孔が拡大する可能性があることである．2つ目に灌流液に戻す際，インフュージョンの先端を黄斑に向けてしまうと円孔から直接網膜下に灌流され再度胞状剝離となってしまうため，なるべくインフュージョンの先端を周辺部網膜へ向けることが大切である．

使用するバックフラッシュニードルも硝子体鑷子同様，長眼軸長眼に対応可能なものを選択する

のが良い.

8. 硝子体手術におけるタンポナーデ

かつて内境界膜剝離が行われていなかった時代にはシリコーンオイルやC3F8でのタンポナーデが行われていたが, 内境界膜剝離が行われ, さらには内境界膜翻転法を用いれば20%SF6ガスでも対応可能となった.

手術のタイミング

裂孔原性網膜剝離と同様, 放置することで増殖硝子体網膜症へと進展していく. 増殖硝子体網膜症となれば, 網膜下増殖により網膜の伸展性が失われ復位, 閉鎖率が低下していくため発症早期に治療すべきであることは容易に想像できる.

発症早期といっても症例ごとで手術のタイミングは異なってくる. 黄斑円孔網膜剝離は強度近視眼で後部ぶどう腫を伴うのがほとんどであるが, 前述のように円孔形成過程において網膜分離や, 中心窩剝離がわずかに起こっている場合では準緊急で手術を予定する. 急激な視力低下や, 後部ぶどう腫を超えて進行し, 胞状の剝離となった場合は緊急での手術が望ましい.

一方, すでにある程度時間が経過し, 増殖性変化を伴っているようであれば1週間程度の余裕をもって手術を予定することは可能である.

逆に, 黄斑円孔網膜剝離の前駆病変とされる近視性牽引黄斑症を発症したタイミングで治療することもある. しかし近視性牽引黄斑症では通常の内境界膜剝離を行う場合, 術後黄斑円孔形成の危険性が高まる. 中心窩分離症に対する内境界膜剝離後の術後黄斑円孔の発症率[16)17)]はおよそ20～30%程度であるため, 中心窩を避けて内境界膜剝離を行う中心窩温存内境界膜剝離法(fovea-sparing ILM peeling)を併用することを検討すべきである[18)].

難治症例への対処法

近年, 内境界膜翻転法が普及することで, 黄斑円孔網膜剝離の手術成績は大きく向上した. しか

し円孔のサイズが大きい症例や非復位症例では再手術を要する.

1. 術式の再選択

再剝離症例に対しては黄斑バックルの設置や強膜短縮術を検討する. 黄斑バックルや強膜短縮術は経験する機会が徐々に少なくなり, 熟練を要する手技ではあるが, MRIをもとに3Dプリンターで作成した患者個別の黄斑バックルと硝子体手術を併用し, 安全で効果的であったとする最近の報告[19)]もあり, 再剝離症例に対してはやはり検討すべき手術手技であり, 構造的なことを考えると理にかなう術式であると考えられる.

2. 硝子体皮質, 増殖膜の確認

初回手術時に硝子体皮質が残存している可能性があれば, トリアムシノロンアセトニド等を用いて硝子体を可視化し, 完全に残存硝子体を除去する必要がある. また長期剝離例等で増殖膜や, 網膜索状物を伴う等, 網膜の伸展を阻害する原因がある場合, それらを丁寧に除去していくことを考えなければならない.

3. タンポナーデ物質の選定

シリコーンオイルによる長期タンポナーデを期待することも1つであるが, シリコーンオイルタンポナーデでは抜去する際, 術前に円孔が閉鎖していることを確認しておく必要がある. 円孔非閉鎖のまま抜去した場合, 術後に再剝離を起こす可能性があるためである.

4. 非閉鎖円孔に対する内境界膜の処理

初回手術ですでに円孔周囲のILMが剝離されている再剝離の症例ではILM有茎もしくは遊離移植や, 後囊移植, さらには網膜全層の自家移植の報告があるがいずれも難易度が高い[20)21)].

文 献

1) Ishida S, Yamazaki K, Shinoda K, et al: Macular hole retinal detachment in highly myopic eyes: ultrastructure of surgically removed epiretinal membrane and clinicopathologic correlation.

Retina, **20**：176-183, 2000.

2）Ikuno Y, Gomi F, Tano Y：Potent retinal arteriolar traction as a possible cause of myopic foveoschisis. Am J Ophthalmol, **139**：462-477, 2005.

3）Shimada N, Ohno-Matsui T, Yoshida Y, et al：Progression from macular retinoschisis to retinal detachment in highly myopic eyes is associated with outer lamellar hole formation. Br J Ophthalmol, **92**：762-764, 2008.

4）Panozzo G, Mercanti A：Optical coherence tomography findings in myopic traction maculopathy. Arch Ophthalmol, **122**：1455-1460, 2004.

5）向井規子，大林亜希，今村　裕ほか：正視眼に発症した黄斑円孔網膜剥離の1例．眼科，**45**：515-518，2003.

6）池田恒彦：硝子体手術のワンポイントアドバイス．あたらしい眼科，**37**：63，2020.

7）Chung EJ, Koh HJ：Retinal detachment with macular hole following combined photodynamic therapy and intravitreal bevacizumab injection. Korean J Ophthalmol, **21**：185-187, 2007.

8）Sun CB, Wang Y, Zhou S, et al：Macular hole retinal detachment after intravitreal Conbercept injection for the treatment of choroidal neovascularization secondary to degenerative myopia：a case report. BMC Ophthalmol, **19**：156, 2019.

9）Nagpal M, Mehta V, Nagpal K：Macular Hole Progression after Intravitreal Bevacizumab for Hemicentral Reti-nal Vein Occlusion. Case Rep Ophthalmol Med, 679751, 2011.

10）Tanaka Y, Shimada N, Moriyama M, et al：Natural history of lamellar macular holes in highly myopic eyes. Am J Ophthalmol, **152**：96-99, 2011.

11）Takahashi H, Inoue M, Koto T, et al：Inverted internal limiting membrane flap technique for treatment of macular hole retinal detachment in highly myopic eyes. Retina, **38**(12)：2317-2326, 2018.

12）Kuriyama S, Hayashi H, Jingami Y, et al：Efficacy of inverted internal limiting membrane flap technique for the treatment of macular hole in high myopia. Am Ophthalmol, **156**：125-131, 2013.

13）Ling L, Liu Y, Zhou B, et al：Inverted internal limiting membrane flap technique versus internal limiting membrane peeling for vitrectomy in highly myopic eyes with macular hole-induced retinal detachment：an updated meta-analysis. J Ophthalmol, 2374650, 2020.

14）Iwama Y, Ikeda T, Nakashima H, et al：Extending the limbus-to-cannula distance to 6.0 mm during pars plana vitrectomy in highly myopic eyes. Retina, **42**：1199-1202, 2022.

15）Iwase T, Baba T, Kakisu M, et al：Comparison of Internal Limiting Membrane Peeling and Flap Removal to Flap Insertion on Visual Outcomes in Highly Myopic Eyes with Macular-Hole Retinal Detachment. Ophthalmologica, **244**(2)：110-117, 2021.

16）Shimada N, Tanaka Y, Tokoro T, et al：Natural course of myopic traction maculopathy and factors associated with progression or resolution. Am J Ophthalmol, **156**：948-957, 2013.

17）Gaucher D, Haouchine B, Tadayoni R, et al：Long-term follow-up of high myopic foveoschisis：natural course and surgical outcome. Am J Ophthalmol, **143**：455-462, 2007.

18）Wang Y, Zhao X, Zhang W, et al：Fovea-sparing versus complete internal limiting membrane-peeling in vitrectomy for vitreomacular interface diseases A. Retina, **41**：1143-1152, 2021.
Summary MRIをもとに3Dプリンターで作成した患者個別の黄斑バックルと硝子体手術を併用し，安全で効果的であったことを報告した文献．

19）Zou J, Tan W, Li F, et al：Outcomes of a new 3-D printing-assisted personalized macular buckle combined with para plana vitrectomy for myopic foveoschisis. Acta Ophthalmol, **99**：688-694, 2021.

20）Morizane Y, Shiraga F, Kimura S, et al：Autologous transplantation of the internal limiting rnernbrane for refractory macular holes. Am J Ophthalmol, **157**：861-869, 2014.

21）Grewal DS, Charles S, Parolini B, et al：Autologous retinal transplant for refractory macular holes：Multicenter International Collaborative Study Greup. Ophthalmology, **126**：1399-1408, 2019.

MB OCULI. No. 113：50-57, 2022

特集／ステップアップ！黄斑疾患診療—コツとピットフォールを中心に—

若年性網膜分離症

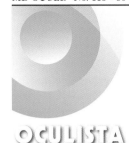

近藤寛之*

Key Words： 若年性網膜分離症(juvenile retinoschisis)，網膜ジストロフィ(retinal dystrophy)，陰性型 ERG (negative type ERG)，*RS1* 遺伝子(*RS1* gene)，囊胞状黄斑分離(cystoid macular schisis)

Abstract：若年性網膜分離症は *RS1* 遺伝子の異常により男児が罹患する遺伝性網膜ジストロフィである．黄斑部の網膜分離や陰性型 ERG 等の所見を示すのが特徴である．最近は光干渉断層計(OCT)が重要な診断ツールとなっている．若年性網膜分離症は意外に多様性が大きい疾患であり，診断に苦慮する症例もある．病態生理や診断，治療を含めた診療のポイントをまとめた．

はじめに

若年性網膜分離症は黄斑部に網膜分離を生じて視力不良となる遺伝性網膜ジストロフィの１つであり，先天性網膜分離症とも呼ばれる．X 染色体に局在する *RS1* 遺伝子の異常が原因であり，男児が罹患する．遺伝性網膜ジストロフィのなかでも比較的頻度の高い疾患である．黄斑部の網膜分離や暗順応全視野刺激網膜電図(ERG)では，b 波の選択的振幅低下（陰性型 ERG）を示すのが特徴である．最近は光干渉断層計(OCT)が重要な診断ツールとなっている．我が国では特定疾患である黄斑ジストロフィの一疾患としても知られている．若年性網膜分離症は視力を含め，意外に多様性が大きい疾患であり，診断に苦慮する症例もある．本稿では病態生理や治療を含めた若年性網膜分離症を理解するために必要な知見をまとめた．

病態生理と遺伝的背景

1．病態生理

RS1 遺伝子はレチノスキーシンタンパク質を

コードする遺伝子である．レチノスキーシンは分子量24-kDaで，224のアミノ酸から構成される[1]．視細胞や双極細胞に発現し，細胞外に分泌され，多量体となって細胞接着や機能の維持に関与する[2]．*RS1* 遺伝子の異常により，レチノスキーシンの機能が欠失もしくは低下することにより網膜分離症を発症する[1]．若年性網膜分離症では黄斑部だけでなく周辺部に網膜分離所見を認める症例があるが，レチノスキーシンの異常による網膜の機能障害は網膜全体に波及しており，このため陰性型 ERG を示すと考えられている．同様の陰性型 ERG は先天停在性夜盲で知られているが，どちらも視細胞と双極細胞のシナプスの異常によることが共通すると考えられている[3]．

2．遺伝的背景

若年性網膜分離症は X 染色体劣性遺伝を呈し，母が保因者である症例が多いが，孤発例もある．兄が網膜分離に罹患した場合には，弟は比較的早く診断されやすい．通常女児は罹患しないが，女性例の報告もある[4]．

現在300種類の *RS1* 遺伝子変異が報告されている．このうちの約半数は遺伝子欠失やナンセンス変異等のタンパク欠損変異である．残りの半数は

* Hiroyuki KONDO，〒807-8555　北九州市八幡西区医生ヶ丘1-1　産業医科大学眼科学教室，教授

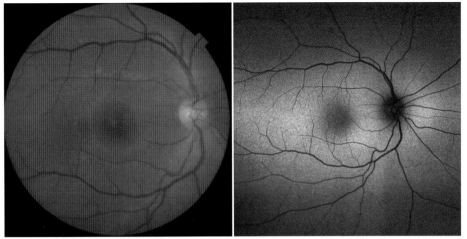

a|b 　**図 1.** 若年性網膜分離症の眼底写真と眼底自発蛍光所見
32歳,男性の右眼.眼底写真(a)では黄斑部に囊胞状変化を認める.眼底自発蛍
光所見(b)では囊胞に一致して,黄斑色素による蛍光ブロックの減弱がみられる.

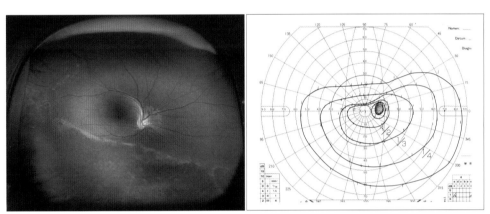

a|b 　**図 2.** 若年性網膜分離症にみられる周辺部網膜分離と視野変化
11歳,男児.右眼のOptos広角カラー眼底像(a)では下方に網膜分離を認める.
ゴールドマン視野(b)では網膜分離に対応する上方に視野欠損を認める.

レチノスキーシンを構成するアミノ酸が他のアミノ酸に置換されるミスセンス変異である.ミスセンス変異ではタンパク合成障害や細胞内での分泌障害,異常構造による機能低下等,多様な分子メカニズムが生じている.

臨床像と診断・鑑別診断

1.臨床像

発症年齢は学童期前が多いが,乳児期より網膜分離をきたす症例もある.矯正視力は正常から0.1未満まで症例によりばらつきが大きい.0.3ぐらいの視力でみつかることが多い.

屈折異常は遠視が多く,診断の一助になる.

我々が67名の若年性網膜分離症症例(平均年齢19歳)について調べた結果では55%が遠視眼であったが,40%は近視眼であった[5].遠視は若年性網膜分離症の重要なサインの1つであるが,必発ではない点に注意が必要である.

2.検査所見

診断の決め手は眼底検査等の画像診断とERGである.

眼底検査では黄斑部に囊胞状の網膜分離所見を示すのが特徴であり,しばしば車軸状病変と呼ばれる(図1).ただし,黄斑部の変化がわかりにくい症例もあり,網膜分離を認めない症例もあるので注意を要する[5)6].若年者では中心窩反射の消失

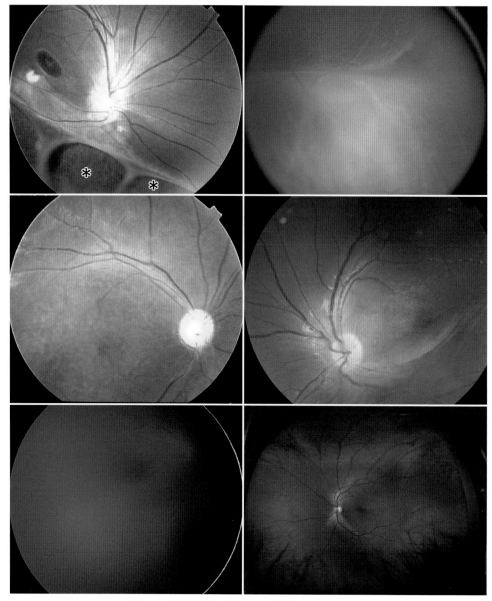

図 3. 多彩な眼底所見を示す若年性網膜分離症

a	b
c	d
e	f

a：7歳，男児．右眼．周辺部の網膜分離が黄斑部に波及し，下方の網膜にも大きな内層孔を認める（＊）．

b：4か月，男児．右眼．胞状の網膜分離のために後極部が透見できず網膜剝離が疑われた症例

c：16歳，男性．右眼．後極部網膜に色素変性様の網膜萎縮を認める．

d：11歳，男児．左眼．黄斑部に網膜皺襞を認める．

e：2歳，男児．右眼．硝子体出血に加え，下方の網膜分離内に出血がある．

f：図1の症例と同じ．左眼．上方周辺部網膜に小口病様の金箔様の反射がみられる．

（b：近藤寛之：小児眼科．あたらしい眼科，34（7）：2017．p68 図4より転載．

c～e：近藤寛之：これだけは押さえたい遺伝性網膜硝子体疾患．臨床眼科，69（3）：2015．p282 図5より転載）

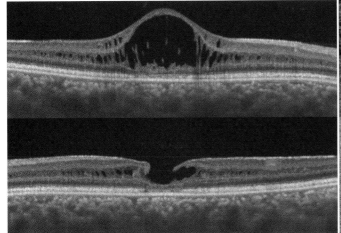
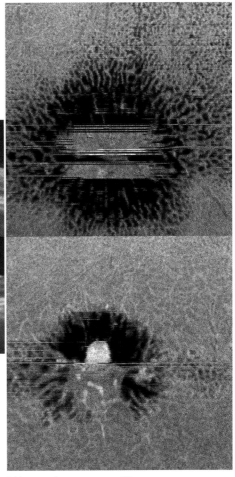

a | b

図 4. 光干渉断層計(OCT)画像と OCT 血管撮影(OCTA)の en face 画像
図 1 の症例と同じ. 上段が右眼, 下段が左眼. OCT 画像(a)では網膜分離所見は
黒く描出され, 内顆粒層にもっとも顕著にみられるが, 他の層にもみられる.
OCTA 画像(b)では網膜分離の範囲を把握しやすいが, 画像のレイヤーの深さに
よって分離の広がりは異なって描出される.

を見逃さないように注意する必要がある.

　眼底周辺部の網膜分離所見も若年性網膜分離症
の特徴的所見であるが, 頻度は報告により異な
る. 我々の検討では 62%, 英国からの報告では
39%であった[5)6)]. 周辺部網膜は下方が多いが, 上
方にみられることもある. 網膜分離の範囲が広い
と, その領域には視野欠損を生じる(図 2). 周辺
部の網膜分離では網膜の表面は硝子体によって牽
引され, 菲薄化した内層に裂孔(内層孔)を生じや
すい(図 3-a). 周辺部の網膜分離が黄斑部に波及
すると視力が著しく低下する(図 3-a). 周辺部の
網膜分離は網膜剝離と見誤ることがあり注意が必
要である. 特に, 乳幼児症例ではしばしば周辺部
の網膜分離が胞状となり網膜剝離との鑑別に苦慮

することがある(図 3-b).

　黄斑部の網膜分離の検出には光干渉断層計
(OCT)が有用である(図 4). 黄斑部の囊胞状の隆
起所見や, 比較的広範囲の柱状の分離所見として
観察される. 網膜分離は主に内顆粒層にみられる
が, 外網状層, 外顆粒層, 神経節細胞層等に多層
性にみられるのも特徴である[6)7)]. 近視眼でみられ
る網膜分離と異なり黄斑部はへそ状に隆起してい
ることが多い. 黄斑部網膜分離は成長・加齢とと
もに減弱したり, 分層孔化する傾向がある.

　OCT の断層像以外に黄斑分離を検出する方法
としては, OCT 血管撮影(OCTA)像や眼底自発蛍
光検査がある(図 1, 図 4). OCTA の en face 画像
では広範囲の網膜分離を低反射の小顆粒の集まり

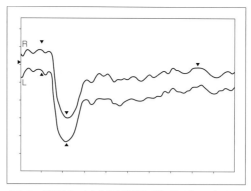

図 5. 暗順応下全視野刺激網膜電図（ERG）所見
b 波の選択的な障害により陰性型 ERG 所見を示す.

として観察できる. 眼底自発蛍光検査では黄斑部の囊胞状変化によって黄斑色素による蛍光ブロックが減弱する.

網膜機能の評価としては ERG を行う. 前述のように陰性 ERG を示すのが特徴である（図 5）. b 波の減弱とともに, 律動様小波も減弱しやすい. ただし, 陰性 ERG 所見は照射輝度が高いほうが検出しやすいため, 測定条件によって陰性型を示す割合は異なる. 我が国で用いられてきた照射輝度は国際視覚電気生理学会の基準である 10 cds/m²よりも強いことが多かったため, 我が国のほうが海外よりも陰性 ERG 所見の検出率は高かったものと思われる[5)8)]. また, 暗順応下の ERG だけでなく, 錐体系の ERG にも減弱がみられることが多い. Shinoda らの long flash ERG による検討では, off 型双極細胞の障害が大きいとされている[9)].

3. 合併症

注意を要する合併症には硝子体出血や網膜剥離がある. 硝子体出血は分離した網膜内層の網膜血管の断裂によって生じるが, 新生血管を合併する例もある（図 3-e）. また, 網膜分離の内層と外層間のスペースに出血するケースもある. 網膜剥離は網膜の外層に裂孔を生じて発生する. 網膜剥離の頻度はそれほど高くないが, 手術を要するため注意が必要である.

4. 注意すべき所見と鑑別診断

このほかの網膜病変としては, 網膜表面に小口病に似た金箔様の反射や硝子体のベール様変化, 網膜滲出, 黄斑部の網膜皺襞等がある（図 3）. ま

た 2 次的に色素萎縮を伴う網膜変性を認めたり, 卵黄状黄斑変性, 網膜色素変性といった他の網膜ジストロフィと鑑別する必要がある症例もある. このように若年性網膜分離症の眼底所見はバリエーションが多く診断に迷う症例も珍しくない. 若年者に網膜剥離を生じる家族性滲出性硝子体網膜症や Stickler 症候群等の疾患との鑑別も必要である.

5. 経年的変化

視力と黄斑分離の形態とは必ずしも相関はみられず, 囊胞状所見が軽いから視力が良いとは限らない. 囊胞状変化は年齢とともに平坦化しやすい. 成人例では黄斑分離が目立たなくなり, 診断に迷う症例もある. 色素萎縮を伴う網膜変性所見も比較的高齢者にみられやすい. ERG での b/a 比（a 波の振幅に対する b 波の比）も年齢とともに減少する傾向がある[10)]. このように若年性網膜分離症では, しばしば眼底が正常ではじまり, 分離, さらに萎縮の所見が少しずつ進んでいくと考えられている[6)].

遺伝子診断と臨床像との関連性

若年性網膜分離症での *RS1* 遺伝子異常の検出率は高く, 眼底が非特徴的な症例には遺伝子診断は有効である. 通常は塩基配列のシークエンスによって, 病的な X 染色体の結果のみが反映されるヘミ接合（ホモ接合と同じ結果）となる. ただし, エクソンあるいは遺伝子全体が欠失している症例はシークエンスの結果そのものが欠落する.

若年性網膜分離症では *RS1* 遺伝子の遺伝子型

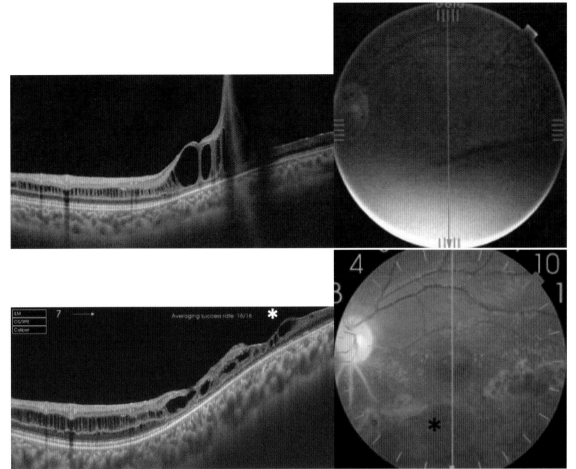

図 6. 硝子体手術を要した若年性網膜分離症症例

8歳, 男児. 左眼. 術前 OCT 所見(a:左断層像の左が上方, 右が下方)では
下方の網膜分離が黄斑部に波及している. 術後(b)は下方の網膜の内層は切除
されている(*)が, 黄斑部は保たれている.

により機能喪失の程度が異なる可能性が指摘され
ており, 臨床所見との相関がしばしば議論されて
いる[11]. ERG の機能の異常には遺伝子型との詳細
な検討がなされている[12]. レチノスキーシンタン
パク質の合成欠失とミスセンス変異による機能の
残存症例とでは, 機能障害に差があるとの仮説が
立てられ, 臨床所見からの評価がなされている
が, 家系内でのばらつきも大きく定説にはなって
いない[10]. 少なくとも, 周辺部網膜分離の有無と
遺伝子型には明らかな相関はみられないようであ
る[5].

治 療

若年性網膜分離症の囊胞状病変の改善に炭酸脱
水酵素阻害剤が有効であったとの報告があるが,
強いエビデンスはなく推奨レベルではない[13].

網膜外層裂孔が形成され網膜剥離となった場合
には強膜バックリング手術か硝子体手術を行う.
ただし, 手術については治療適応にさまざまな意
見があり, 術者の判断によるところが大きい[14].
網膜分離については通常は手術の適応がないが,
周辺分離が黄斑部に波及する危険性が高い場合
や, 硝子体出血や網膜分離内出血を起こしている
場合には手術を検討する(図6). 網膜分離した内

層は切除することが多いが，すでに視野は欠損しているために視機能が悪化することは少ない．

黄斑部の網膜分離についても硝子体手術により内境界膜剝離を行うと囊胞状病変が軽減するとの報告がある[15]．また進行例では硝子体手術を行ったほうが予後良好であるという報告もある[16]．ただし，若年性網膜分離症では自然経過によって囊胞状病変は軽減する傾向がみられ，長期経過でも視機能が安定している症例も多く，合併症の発生の危険性を考慮すると手術適応は慎重に検討すべきであろう．

近未来の治療としては，網膜分離に対して *RS1* 遺伝子をウイルスベクターによって投与する遺伝子治療の臨床治験が米国で行われている[17]．

おわりに

若年性網膜分離症では他の網膜ジストロフィとは異なり，手術治療で視機能の改善がみられる症例があるため，診断を確定する意義は大きい．一方，遠視や網膜分離，陰性 ERG 所見といった特徴所見が揃わない症例も多く，診断に迷う症例も珍しくない．診断のポイントはまず若年性網膜分離症を疑ってみることであろう．OCT を含む多角的な画像検査は確定診断の助けとなり，遺伝子診断も有効な診断方法である．

文　献

1) Sauer CG, Gehrig A, Warneke-Wittstock R, et al：Positional cloning of the gene associated with X-linked juvenile retinoschisis. Nat Genet, **17**：164-170, 1997.

2) Molday LL, Hicks D, Sauer CG, et al：Expression of X-linked retinoschisis protein RS1 in photoreceptor and bipolar cells. Invest Ophthalmol Vis Sci, **42**：816-825, 2001.

3) Ou J, Vijayasarathy C, Ziccardi L, et al：Synaptic pathology and therapeutic repair in adult retinoschisis mouse by AAV-RS1 transfer. J Clin Invest, **125**：2891-2903, 2015.

4) Li H, Li J, Huang Y, et al：Clinical and genetic study of a pseudo-dominant retinoschisis pedigree：the first female patient reported in Chinese population. Ophthalmic Genet, 1-5, 2022.

5) Kondo H, Oku K, Katagiri S, et al：Novel mutations in the RS1 gene in Japanese patients with X-linked congenital retinoschisis. Hum Genome Var, **6**：3, 2019.
   Summary　国内で最多数の若年性網膜分離症の遺伝子型と臨床像を調べた報告．

6) Georgiou M, Finocchio L, Fujinami K, et al：X-Linked Retinoschisis：Deep Phenotyping and Genetic Characterization. Ophthalmology, **129**：542-551, 2022.

7) Ores R, Mohand-Said S, Dhaenens CM, et al：Phenotypic Characteristics of a French Cohort of Patients with X-Linked Retinoschisis. Ophthalmology, **125**：1587-1596, 2018.
   Summary　若年性網膜分離症の OCT 所見について詳しくまとめている．

8) 三宅養三：ISCEV protocol とその問題点．眼紀，**44**：519-524，1993.

9) Shinoda K, Ohde H, Mashima Y, et al：On- and off-responses of the photopic electroretinograms in X-linked juvenile retinoschisis. Am J Ophthalmol, **131**：489-494, 2001.

10) Sergeev YV, Vitale S, Sieving PA, et al：Molecular modeling indicates distinct classes of missense variants with mild and severe XLRS phenotypes. Hum Mol Genet, **22**：4756-4767, 2013.
    Summary　*RS1* 遺伝子異常のタイプ分けと臨床像の相関に興味があればおすすめ．

11) Pimenides D, George ND, Yates JR, et al：X-linked retinoschisis：clinical phenotype and RS1 genotype in 86 UK patients. J Med Genet, **42**：e35, 2005.

12) Vijayasarathy C, Sui R, Zeng Y, et al：Molecular mechanisms leading to null-protein product from retinoschisin(RS1)signal-sequence mutants in X-linked retinoschisis(XLRS)disease. Hum Mutat, **31**：1251-1260, 2010.

13) Ghajarnia M, Gorin MB：Acetazolamide in the treatment of X-linked retinoschisis maculopathy. Arch Ophthalmol, **125**：571-573, 2007.

14) Rao P, Dedania VS, Drenser KA：Congenital X-Linked Retinoschisis：An Updated Clinical Review. Asia Pac J Ophthalmol(Phila), **7**：169-175, 2018.

15) Ikeda F, Iida T, Kishi S：Resolution of retinoschi-
sis after vitreous surgery in X-linked retinos-
chisis. Ophthalmology, **115**：718-722 e711, 2008.

16) Yu H, Li T, Luo Y, et al：Long-term outcomes of
vitrectomy for progressive X-linked retinoschi-
sis. Am J Ophthalmol, **154**：394-402 e392, 2012.

17) Mishra A, Vijayasarathy C, Cukras CA, et al：
Immune function in X-linked retinoschisis sub-
jects in an AAV8-RS1 phase Ⅰ/Ⅱa gene ther-
apy trial. Mol Ther, **29**：2030-2040, 2021.

MB OCULI. No. 113 : 58−62, 2022

特集／ステップアップ！黄斑疾患診療―コツとピットフォールを中心に―

緑内障性視神経症を合併した網膜分離症について

石田友香*

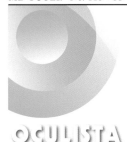

Key Words : 緑内障(glaucoma)，網膜分離症(papillomacular retinoschisis)，硝子体手術(vitrectomy)

Abstract：緑内障性視神経症の視神経乳頭周囲に網膜分離症を伴うことがある．それは稀に，黄斑まで及び，視力低下をきたすことがある．その病態は未だ不明であるが，後部硝子体剝離に関連して発症する可能性があること，後部硝子体剝離が生じている眼においては，黄斑上膜や乳頭上膜等，他の牽引力により引き起こされる可能性，視神経乳頭の篩状板欠損部位との関連等を示唆する報告がなされている．治療としては，硝子体手術により後部硝子体剝離を生じさせることの効果が報告されている．また，緑内障手術や点眼により寛解したという報告もある．手術適応や手術内容について，一定のコンセンサスは得られてはいない．一方で，後部硝子体剝離を生じている症例において，時間をかけて自然に寛解することも知られており，硝子体手術においては，術後黄斑円孔の発生がありうることから，網膜分離があるからといって，早急に手術を検討するのではなく，視力等をよくみながら経過をみることが大切である．

はじめに

黄斑を含む網膜分離は，若年性網膜分離症，ピット黄斑症候群，乳頭コロボーマ，強度近視眼等でみられるが，近年，緑内障性視神経症に合併し，乳頭周囲から黄斑に広がる網膜分離を呈する病態が知られるようになってきた[1]~[6]．緑内障性視神経症に合併した網膜分離症(papillomacular retinoschisis)は，2005年にHollanderらが隅角閉塞緑内障に伴い視神経乳頭から黄斑にかけて広がる網膜分離症と網膜剝離を呈する症例の報告を行ったのが最初である[7]．その後，正常眼圧緑内障や原発開放隅角緑内障に合併する症例も報告された[8)9]．

その頻度は少なく，緑内障症例372名のうち，22名25眼で視神経乳頭周囲に網膜分離を伴うという報告があるが，黄斑にまで網膜分離が至った症例はなかった[10]．990眼の緑内障眼のうち，視神経乳頭周囲の網膜分離は，6眼でみられたという他の報告では，黄斑にまで網膜分離が至っているのは，990眼中2眼であったとされている[11]．

現在，そのメカニズムは不明であり，治療方法についてもコンセンサスの確立した方法はないが，ここでは黄斑にまで及ぶ緑内障性視神経症に伴う網膜分離症について，その臨床像，治療の選択肢等について述べる．

臨床像

Yoshikawaらは，13名14眼の緑内障性視神経症に伴う網膜分離症の臨床像について報告を行った[12]．それによると，平均年齢は63.6±12.3歳と比較的高齢で，平均視力はlogMAR視力で0.33±0.51，平均屈折値は$-0.9±1.6$ diopters(D) $(-3.0〜+2.0\,D)$，平均眼軸長は，24.5±1.1mm(22.5〜25.8mm)，平均眼圧は14.9±3.1mmHgであった．

* Tomoka ISHIDA，〒181-8611　三鷹市新川6-20-2　杏林大学医学部眼科学教室，講師

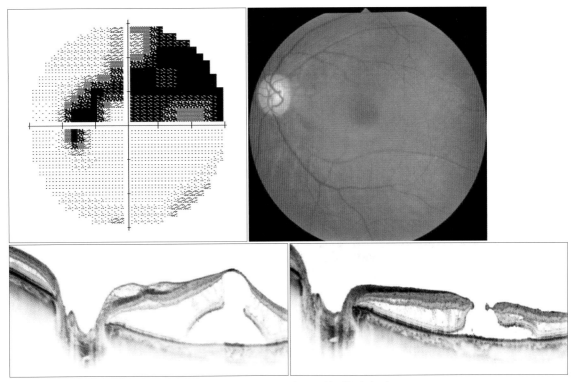

a	b
c	d

図 1. 50 歳，男性．左眼．矯正視力 (0.4)

　a：ハンフリー静的視野検査．上方ブエルム暗点がみられる．

　b：カラー眼底写真．下方の視神経乳頭リムの菲薄化を認める．乳頭から黄斑にかけて網膜分離と
　　剥離による色調変化がみられる．

　c：OCT．視神経乳頭から黄斑にかけて広がる網膜分離がみられる．視神経乳頭付近は網膜内層と
　　外層の分離，黄斑付近は網膜外層の分離が主であり，外層円孔を伴う黄斑下剥離を認める．

　d：この症例には，硝子体手術を施行，FSIP で内境界膜を処理したが，術後に黄斑円孔を生じた．

網膜分離は，網膜外顆粒層を中心とする外層の分離はほぼ必発であり，内層の分離，神経線維層の分離，中心窩剥離等を伴い，分離の程度はさまざまである．通常は，視神経乳頭周囲から神経線維層欠損のみられる部分に一致して網膜分離症が広がる．

当院の症例31眼の観察では，外層の分離は全例でみられ（図1），内層の分離は乳頭周囲を中心に24眼，神経線維層の分離は内境界膜下の分離の像として16眼で乳頭付近のみ，または乳頭から黄斑にかけてみられた．中心窩剥離は8眼，そのうち外層円孔を伴うものは7眼であった．Yoshikawaらの報告では，黄斑円孔を伴い手術適応となった例も報告されており[12]，外層円孔を伴う中心窩剥離から黄斑円孔に至る場合もあるのかもしれない．

フルオレセイン蛍光眼底造影は，optic pit macular 症候群の pit のように高蛍光になること

もあるし，蛍光変化を示さないこともあり，一定しない．視神経乳頭内に，高蛍光を示す場合にも，分離部分に蛍光色素が広がることはみられないことが多い．

メカニズム

緑内障性視神経症に網膜分離を合併する機序は明らかではない．以前，当院から11眼の緑内障性視神経症に合併した網膜分離症の硝子体手術成績を示したが[13]，後部硝子体皮質膜が残存していた症例も含め，後部硝子体剥離を生じさせることで，網膜分離症の改善をみられたことから，硝子体牽引は網膜分離症の原因の1つと考えられる．また，最近では，篩状板欠損部位から広がる網膜分離の OCT による観察から，篩状板欠損が原因の1つとして示唆されている[14)~16]．網膜内の水の起源として，硝子体液であるという説と，髄液が

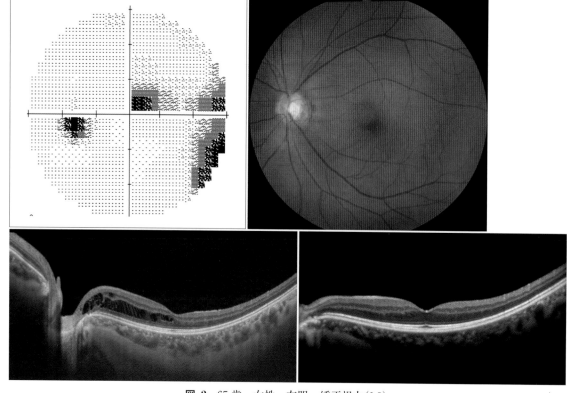

図 2. 65 歳, 女性. 左眼. 矯正視力(1.0)

<table>
<tr><td>a</td><td>b</td></tr>
<tr><td>c</td><td>d</td></tr>
</table>

a：ハンフリー静的視野検査. ブエルム暗点と鼻側階段がみられる.
b：カラー眼底写真. やや傾斜した視神経乳頭の下方リムの菲薄化がみられる.
c：OCT. 視神経乳頭から黄斑に向かって広がる網膜分離を認める. 主に網膜外層に
　分離は分布しており, すでに後部硝子体剥離は起きている.
d：cから1年後のOCT. 網膜分離は自然に寛解した. 視力は(1.0)を維持した.

関与しているという説があるが, どちらも証明されていない.

治療

2007年にZumbroらは, 5例の緑内障眼に伴う網膜分離症症例を報告しそのうち3眼について手術成績を報告した[17]. 1眼は緑内障手術, 2眼はガスタンポナーデを使用した硝子体手術を施行し, いずれも網膜分離症が改善したことを示した[17].

当院からも, 硝子体手術症例11例の報告を行った[13]. 10眼で後部硝子体剥離が生じておらず, その作成により網膜分離症が改善した. しかし, 内境界膜剥離を施行していない2眼, 施行した2眼, それぞれで術後に黄斑円孔が生じた.

Yoshikawaらの報告でも, 緑内障性視神経症に伴う網膜分離症のうち, 14眼のうち5眼が, 中心窩剥離, 黄斑円孔, または著しい視力低下を理由

に硝子体手術を施行され, 残りの9眼は経過観察となったと報告した[12]. しかし, 当院と同様に, 手術を受けた5眼のうち, 内境界膜剥離を施行した2眼で黄斑円孔を生じたと報告されており, 緑内障眼に伴う網膜分離症の硝子体手術において, 術後黄斑円孔は大きな問題である.

同様に, 術後の黄斑円孔発生が問題視されている強度近視眼の黄斑牽引症候群の硝子体手術において, 近年, FSIPという黄斑部位のみ内境界膜を残し, その周囲の内境界膜のみを除去する方法が考案され, 術後黄斑円孔の発生が少ないと報告されている[18]. 緑内障眼に伴う網膜分離症においてもFSIPを用いることは, 有用である可能性があり, 今後の検討課題である.

最近では, すでに後部硝子体剥離が生じている症例に対しても, 内境界膜剥離を施行することや, 乳頭上の膜を除去することで, 網膜分離症が

改善したという症例報告も出ており，硝子体牽引以外の要因がある可能性が示唆されている[19)20)]．

一方で，手術を施行しなくても，網膜分離が改善した症例の報告も相次いでいる．当院からも自然に分離が寛解した例について報告している[21)]．この症例では，後部硝子体剥離が生じていなかったが，部分的に剥離が生じてくることで，寛解したと考えられた[21)]．

Yoshikawa らは，経過観察となった9眼のうち3眼で網膜分離症は改善したと報告している[12)]．Haruta らも，緑内障点眼のみで改善した症例を報告している[22)]．

実際の診療の場では，飛蚊症が起きたあとから，見えにくさに気が付いて受診するパターンはよくみられる．そして，それらの症例の多くは外来初診後，網膜分離が改善していくものや，やや悪化傾向をみせた後に改善してくるものも多い．このため，後部硝子体剥離が生じている症例で，視力が維持されていれば，まずは緑内障加療を継続しながら様子をみるのが良いと思われる（図2）．また，後部硝子体剥離が生じていないものでも，おそらくは部分的な硝子体剥離が進行し，自然に分離が寛解することもあり，慌てて手術を決めないほうが良い．さらに，後部硝子体剥離が生じているものでも，生じていないものでも，再燃と寛解を繰り返すものもある．その変化は数か月から数年で変化していくため，一度の悪化ですぐに手術を決めずに注意深い観察が必要である．ただし，中心窩剥離を生じて，時間が経ってくると視力低下を生じやすいため，そのような症例はこまめに経過観察を行い，手術適応を検討したほうが良いかもしれない．

硝子体手術を検討する際には，硝子体による牽引の有無の他に，黄斑上膜，乳頭上の膜等，他の牽引の要素があるのかを OCT を用いてよく観察し，慎重に決めるほうが良い．

今の段階では，緑内障性視神経症に伴う網膜分離症については，治療方針のコンセンサスが得られていないため，硝子体手術の適応は，視力が悪く，分離が悪化傾向にあり，硝子体や何らかの膜等，手術によって牽引をとるターゲットがあり，なおかつ患者本人の希望があるものを，個々に適応を検討するほかない．ただし，術後黄斑円孔の発症確率は高く，なかには黄斑円孔が閉じない症例もあることから，十分な説明と検討が必要である．

文　献

1) Altschwager P, Ambrosio L, Swanson EA, et al：Juvenile Macular Degenerations. Semin Pediatr Neurol, **24**(2)：104-109, 2017.

2) Hirakata A, Hida T, Ogasawara A, et al：Multilayered retinoschisis associated with optic disc pit. Jpn J Ophthalmol, **49**(5)：414-416, 2005.

3) Frisina R, Gius I, Palmieri M, et al：Myopic Traction Maculopathy：Diagnostic and Management Strategies. Clin Ophthalmol, **14**：3699-3708, 2020.

4) Meirelles RL, Aggio FB, Costa RA, et al：STRATUS optical coherence tomography in unilateral colobomatous excavation of the optic disc and secondary retinoschisis. Graefes Arch Clin Exp Ophthalmol, **243**(1)：76-81, 2005.

5) Tao J, Wu H, Chen H, et al：Retinoschisis：A Predictive Factor in Vitrectomy for Lamellar Macular Holes in Highly Myopic Eyes. Ophthalmologica, **242**(4)：208-213, 2019.

6) Moreno-Lopez M, Gonzalez-Lopez JJ, Jarrin E, et al：Retinoschisis and macular detachment associated with acquired enlarged optic disc cup. Clin Ophthalmol, **6**：433-436, 2012.

7) Hollander DA, Barricks ME, Duncan JL, et al：Macular schisis detachment associated with angle-closure glaucoma. Arch Ophthalmol, **123**(2)：270-272, 2005.

8) Zhao M, Li X：Macular retinoschisis associated with normal tension glaucoma. Graefes Arch Clin Exp Ophthalmol, **249**(8)：1255-1258, 2011.

9) Dhingra N, Manoharan R, Gill S, et al：Peripapillary schisis in open-angle glaucoma. Eye(Lond), **31**(3)：499-502, 2017.

10) Lee EJ, Kim TW, Kim M, et al：Peripapillary retinoschisis in glaucomatous eyes. PLoS One, **9**(2)：e90129, 2014.

11) Grewal DS, Merlau DJ, Giri P, et al：Peripapillary

retinal splitting visualized on OCT in glaucoma and glaucoma suspect patients. PLoS One, **12**(8) : e0182816, 2017.

12) Yoshikawa T, Yamanaka C, Kinoshita T, et al : Macular retinoschisis in eyes with glaucomatous optic neuropathy : Vitrectomy and natural course. Graefes Arch Clin Exp Ophthalmol, **256**(2) : 281-288, 2017.

13) Inoue M, Itoh Y, Rii T, et al : Macular retinoschisis associated with glaucomatous optic neuropathy in eyes with normal intraocular pressure. Graefes Arch Clin Exp Ophthalmol, **253**(9) : 1447-1456, 2014.

14) Roberts JD, Hunter A, Mega J, et al : Case Report : Glaucoma-associated Peripapillary Retinoschisis with Corresponding Lamina Cribrosa Defect. Optom Vis Sci, **97**(2) : 104-109, 2020.

15) Yoshitake T, Nakanishi H, Setoguchi Y, et al : Bilateral papillomacular retinoschisis and macular detachment accompanied by focal lamina cribrosa defect in glaucomatous eyes. Jpn J Ophthalmol, **58**(5) : 435-442, 2014.

16) Lee JH, Park HY, Baek J, et al : Alterations of the Lamina Cribrosa Are Associated with Peripapillary Retinoschisis in Glaucoma and Pachychoroid Spectrum Disease. Ophthalmology, **123**(10) : 2066-2076, 2016.

17) Zumbro DS, Jampol LM, Folk JC, et al : Macular schisis and detachment associated with presumed acquired enlarged optic nerve head cups. Am J Ophthalmol, **144**(1) : 70-74, 2007.

18) Shimada N, Sugamoto Y, Ogawa M, et al : Fovea-sparing internal limiting membrane peeling for myopic traction maculopathy. Am J Ophthalmol, **154**(4) : 693-701, 2012.

19) Ishikawa K, Fukui T, Nakao S, et al : Vitrectomy with peripapillary internal limiting membrane peeling for macular retinoschisis associated with normal-tension glaucoma. Am J Ophthalmol Case Rep, **18** : 100663, 2020.

20) Takashina S, Saito W, Noda K, et al : Membrane tissue on the optic disc may cause macular schisis associated with a glaucomatous optic disc without optic disc pits. Clin Ophthalmol, **7** : 883-887, 2013.

21) Inoue M, Itoh Y, Rii T, et al : Spontaneous resolution of peripapillary retinoschisis associated with glaucomatous optic neuropathy. Acta Ophthalmol, **93**(4) : e317-e318, 2014.

22) Haruta M, Handa S, Yoshida S : Papillomacular retinoschisis associated with glaucoma : Response to topical carbonic anhydrase inhibitor. Am J Ophthalmol Case Rep, **19** : 100741, 2020.

Monthly Book

2020. **3** 月増大号

No.

OCULISTA
オクリスタ

84

眼科鑑別診断の勘どころ

眼科における**鑑別診断にクローズアップした増大号！**
日常診療で遭遇することの多い疾患・症状を中心に、**判断に迷ったときの**
鑑別の"勘どころ"をエキスパートが徹底解説！

編集企画

柳　靖雄　旭川医科大学教授
2020年3月発行　B5判　182頁　定価5,500円（本体5,000円＋税）

目 次

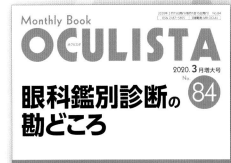

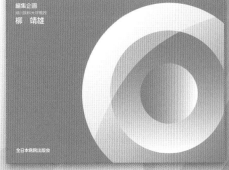

 全日本病院出版会　〒113-0033 東京都文京区本郷 3-16-4　Tel：03-5689-5989
www.zenniti.com　　　　　　　　　　　　　　　Fax：03-5689-8030

MB OCULI. No. 113：64-69, 2022

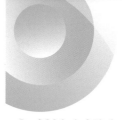

視神経乳頭ピット黄斑症候群，朝顔症候群

大音壮太郎*1　田川美穂*2

Key Words： 視神経乳頭ピット黄斑症候群(optic disc pit maculopathy)，朝顔症候群(morning glory syndrome)，網膜内液(intraretinal fluid)，レーザー光凝固(laser photocoagulation)，硝子体手術(vitrectomy)

Abstract：視神経乳頭ピットと朝顔症候群は視神経乳頭の陥凹・空洞を示す同じスペクトラムの疾患である．視神経乳頭ピット・朝顔症候群における網膜内液・網膜下液の起源としてさまざまな仮説が挙げられているが，硝子体腔・クモ膜下腔由来が有力とされている．黄斑症発症のメカニズムとしては硝子体による牽引，硝子体液と脳脊髄液の圧勾配の変動等が考えられるが，詳細は不明のままである．OCT では網膜分離症様の網膜内液，網膜下液を認める．網膜内液は網膜のどの層にも生じるが，視神経乳頭に隣接した網膜内層，黄斑部の網膜外層にみられることが多い．黄斑症に対する治療として，薬物療法・レーザー光凝固・黄斑バックリング・硝子体手術が挙げられる．なかでも硝子体手術の有用性が報告されているが，内境界膜剥離やレーザー光凝固併用の必要性についてはコンセンサスが得られていない．近年新しい硝子体手術手技を用いた手術成績が報告されている．

視神経乳頭ピットと朝顔症候群（図 1，2）

　視神経乳頭ピットは乳頭内にみられる円形・楕円形の陥凹を示す先天異常である[1]．典型的には小型で耳側に位置するが，大型のものや他の乳頭内の部位に位置することもある．片眼性で局所的な灰色の陥凹であることが多いが，両眼性の症例・乳頭中心に位置する症例もある．半分以上の症例で視神経乳頭ピット黄斑症候群を起こし，特に大型・耳側のピット症例に多い．

　朝顔症候群は片眼性の巨大な乳頭像を呈し，乳頭・乳頭周囲網膜を含んだ漏斗状の陥凹を有する．乳頭から出る網膜血管は放射状となり，リム

に色素性の隆起病巣を有し，網膜への牽引がみられる．一般に視力は不良である．

　視神経乳頭ピットと朝顔症候群は視神経乳頭の陥凹・空洞を示す同じスペクトラムの疾患である．

網膜内・網膜下液の起源

　視神経乳頭ピット・朝顔症候群における網膜内液・網膜下液の起源としてさまざまな仮説が挙げられているが，硝子体腔・クモ膜下腔由来が有力とされている．

1．硝子体腔

　過去の研究により，硝子体腔と網膜下液との交通が示されている．硝子体手術後ガスやシリコンオイルがピットを通して網膜下・内境界膜下に迷入した症例報告が多数あり，網膜内液・網膜下液は硝子体腔由来である可能性がある．硝子体の液化が始まる青年期に黄斑症の発症が起こりやすいことにも一致している．

*1 Sotaro OOTO，〒606-8501　京都市左京区吉田近衛町 54　京都大学大学院医学研究科眼科学／〒520-0046　大津市長等 1-1-35　大津赤十字病院眼科，部長
*2 Miho TAGAWA，京都大学大学院医学研究科眼科学

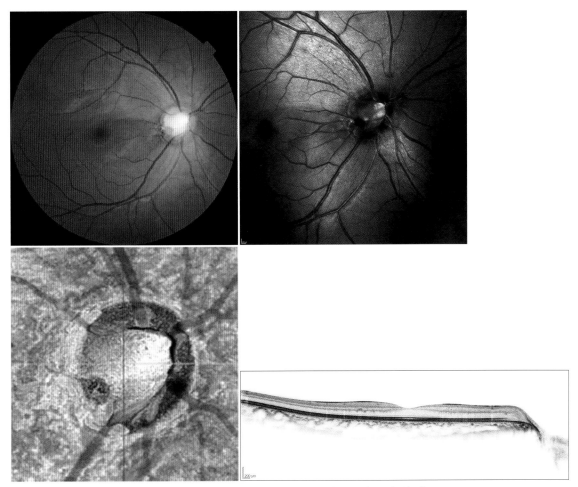

<table>
<tr><td>a</td><td>b</td></tr>
<tr><td>c</td><td>d</td></tr>
</table>

図 1. 視神経乳頭ピット症例. 28 歳, 女性. 右眼矯正視力 1.5

a:カラー眼底写真. 視神経乳頭の耳下側に円形のピットを認め, ピットの耳側に神経
  線維層欠損を認める.
b:レッドフリー画像. 神経線維層欠損が明瞭である.
c:OCT en face 画像. 眼底写真でわかりにくくても, OCT の en face 画像でピットが
  よりはっきりする場合がある.
d:OCT B scan 画像(中心窩を通る水平断). 本症例では黄斑症はみられない.

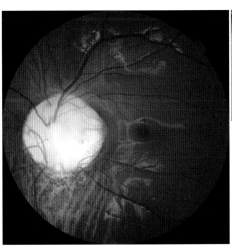

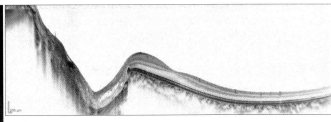

a | b

図 2.
朝顔症候群症例. 14 歳, 男性. 左眼矯正視力 1.5.
  a:カラー眼底写真. 巨大な視神経乳頭で, 耳下側に陥凹を
    認める.
  b:OCT B scan 画像(中心窩を通る水平断). 本症例では黄
    斑症はみられない.

2．クモ膜下腔

OCT や組織学的研究により，乳頭の空洞がクモ膜下腔と交通していることが示されている．朝顔症候群でガスやシリコンオイルがクモ膜下腔に迷入した報告や，網膜下液の成分が脳脊髄液と一致していたという報告がある．乳児や小児で黄斑症や網膜剥離を起こす症例は，脳脊髄液由来である可能性がある．

黄斑症の発症メカニズム

1．硝子体による牽引

硝子体の牽引がピット上にある透明な組織に裂隙を生じ，硝子体腔から網膜内・網膜下に液体が流入するという仮説がある．根拠として，
①黄斑症が発症したときは後部硝子体剝離（PVD）は起こっておらず，PVD が生じたあとに黄斑症が自然軽快することがあること
②通常ピットの上に，硝子体もしくはグリアの異常組織(硝子体索や Cloquet 管の遺残を疑う組織)が存在すること
③硝子体手術で PVD を作成することにより黄斑症が軽快すること
④黄斑バックルが黄斑症に奏効すること
が挙げられる．

2．変動する圧勾配

硝子体手術後にガス・シリコンオイル・パーフルオロカーボン等が網膜下に迷入した症例が報告されている．しかし，表面張力の面から，小さな穴を通して迷入するには圧勾配がないと不可能である．頭蓋内圧は体位や血圧等により変動し，脳脊髄圧も大きく変動することが知られている．眼内圧と頭蓋内圧の圧勾配には日内変動があり，時にはガスや液体をピットのなかに迷入させるほど大きくなると考えられる．ピットの外側には囊様の組織があり，圧勾配によって硝子体液もしくは脳脊髄液が入り，脳脊髄圧が上がったときに網膜内・網膜下に液体が入り込むとする仮説が提唱されている[2]．

OCT 所見

OCT では網膜分離症様の網膜内液，網膜下液を認める．網膜内液は網膜のどの層にも生じるが，視神経乳頭に隣接した網膜内層，黄斑部の網膜外層にみられることが多い．網膜外層円孔を認める症例もある．視神経乳頭近傍に網膜内液と交通する所見を認めることがある．また硝子体索がピットに入り込んでいる所見がみられることがある．

治　療

1．薬物治療

炭酸脱水素酵素阻害剤やステロイド内服に反応した症例報告がある．これらの薬剤が奏効する作用機序としては，頭蓋内圧を減少させ，圧勾配を変化させることが考えられる．しかし薬剤中止後，網膜内液が再燃することも報告されている．薬物治療が奏効する場合，薬剤中止時には他の治療との組み合わせを考慮する必要がある．

2．レーザー光凝固

傍乳頭部にレーザー光凝固をすることにより，乳頭から網膜内・網膜下に液体が入り込むのを防ぐバリアを作ることが目的である．完全にバリアが作成できれば，液体が硝子体由来・脳脊髄液由来のいずれであっても黄斑症発症の過程を遮断することが可能である．

しかしながら，レーザー光凝固単独による成功率は高くない．レーザー光凝固治療は視細胞と色素上皮の癒着は起こるが，網膜内への液体の流入は防げない．網膜内への流入を防ぐには網膜内まで瘢痕を作る必要があるが，乳頭黄斑神経線維損傷による視機能障害をきたすリスクがあり，推奨されない．

3．黄斑バックリング

黄斑バックリングが視神経乳頭ピット黄斑症候群に有効であった報告がある．作用機序は不明であるが，強膜内陥によりピットと黄斑部の交通をブロックする可能性がある．あるいは後部硝子体

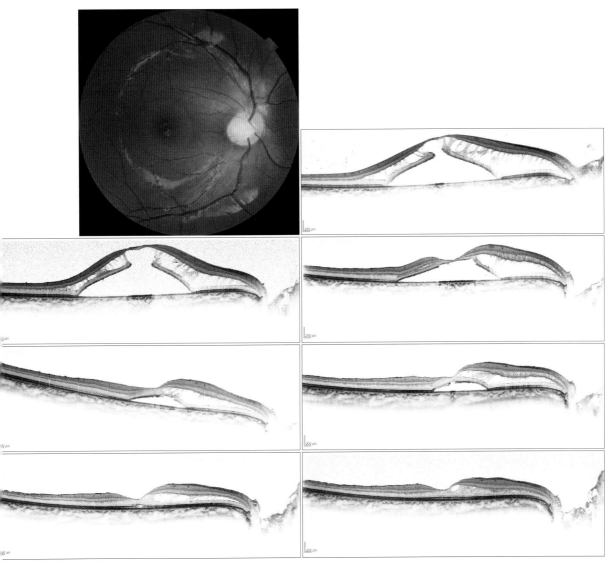

図 3. 視神経乳頭ピット黄斑症候群症例．12 歳，男性．右眼矯正視力 0.2

a：カラー眼底写真．右眼視神経乳頭耳下側にピットを認め，黄斑部に漿液性網膜剝離を認める．

b：OCT B scan 画像（中心窩を通る水平断）．網膜内液，網膜下液を認め，中心窩は外層分層円孔となっている．

本症例に対し，硝子体手術を施行した．後部硝子体剝離を作成し，fovea sparing 法で黄斑部の内境界膜を剝離した．液空気置換，ガスタンポナーデは行わなかった．

c：術後 2 週間．矯正視力 0.2．網膜内液，網膜下液は不変．黄斑円孔はみられない．

d：術後 7 か月．矯正視力 0.4．網膜内液，網膜下液の減少を認める．

e：術後 10 か月．矯正視力 0.5．網膜内液，網膜下液はさらに減少している．

f：術後 21 か月．矯正視力 0.6

g：術後 3 年．矯正視力 1.2．網膜下液は消失した．

h：術後 4 年．矯正視力 1.2．網膜内液もわずかとなった．

による牽引を解除することによる可能性もある．しかしながら手術手技の難易度が高く，黄斑部にバックルを置くことに抵抗のある術者が多いため，広くは行われていない．

4．硝子体手術（図 3）

硝子体手術を施行する際，完全に後部硝子体剝離を起こすことが重要である．Hirakata らは，ガス注入せず硝子体手術により後部硝子体剝離を起

こすだけで8眼中7眼で網膜内液の消失が得られたことを報告している[3].

他の手技と組み合わせて高い成功率を示した報告がある．Kiangらはレーザー光凝固の後硝子体手術（ガスタンポナーデ併用）を施行し，11眼すべてで網膜内液が消失したことを報告している[4]．一方，最近の多施設研究では，硝子体手術にレーザー光凝固は必要でないことを報告している．

内境界膜剝離を併用することによって高い成功率を示している報告もある．内境界膜剝離により接線方向の牽引をとることが重要と考えられるが，黄斑円孔の発生率が上がることも報告されている．内境界膜剝離を行う場合は，fovea sparing法が安全である．一方，Abouammohらは46例の症例に対して硝子体手術を施行し，内境界膜剝離とガス注入は必要ないことを報告している[5]．

他の手技を組み合わせた硝子体手術成績の報告も行われている．ピット内のグリア組織を除去することで成功率が高かったとする報告や，42ゲージの網膜下カニューラを用いてピットから網膜内液をドレナージし，6週間で網膜内液の消失が得られたとする報告もある．自己血の血小板や，内境界膜・強膜をピットに挿入してブロックを試みた報告もある．

他のアプローチとして，筆者らはinner retinal fenestrationという手法を提唱している[6]．この手技ではピットの耳側に網膜内層切開を行い，網膜内に向かう液体の流れを硝子体中に向かわすことを目的とする．この手技を行った18眼中17眼で網膜内・網膜下液の消失が得られた．

以上のように硝子体手術の有用性は示されているものの，いずれも少数例・後ろ向きのデザインでさまざまな手技との組み合わせで報告されているため，必要な硝子体手術手技に関する完全なコンセンサスは得られていない．2020年Zhengらはメタ解析を行い，26の報告（n＝342）から硝子体手術単独・硝子体手術＋レーザー光凝固・硝子体手術＋内境界膜剝離・硝子体手術＋内境界膜剝離＋レーザー光凝固・硝子体手術＋inner retinal fenestration・硝子体手術＋自己血血小板挿入の6つの方法を比較したところ，視力，黄斑部網膜厚の改善度において6つの手技に違いはみられなかった[7]．この結果から，著者らは硝子体手術単独（ガスタンポナーデなし）を推奨している．

おわりに

視神経乳頭ピット黄斑症候群・朝顔症候群を含む視神経乳頭に空洞を示す疾患群の病態は未だ十分に解明されておらず，治療法もコンセンサスが得られていない．一般に急激な視力低下は起こりにくく，経過観察したうえで，年齢・視力・OCT所見を考慮し，治療介入時期・方法を慎重に検討することが重要といえる．

文　献

1) Uzel MM, Karacorlu M：Optic disk pits and optic disk pit maculopathy：A review. Surv Ophthalmol, **64**：595-607, 2019.
   Summary 視神経乳頭ピット黄斑症候群に関する文献をまとめたレビュー.

2) Jain N, Johnson MW：Pathogenesis and treatment of maculopathy associated with cavitary optic disc anomalies. Am J Ophthalmol, **158**：423-435, 2014.

3) Hirakata A, Inoue M, Hiraoka T, et al：Vitrectomy without laser treatment or gas tamponade for macular detachment associated with an optic disc pit. Ophthalmology, **119**：810-818, 2012.
   Summary 視神経乳頭ピット黄斑症候群に対し，ガスタンポナーデ・レーザー光凝固なしで硝子体手術を施行した手術成績.

4) Kiang L, Johnson MW：Formation of an intraretinal fluid barrier in cavitary optic disc maculopathy. Am J Ophthalmol, **173**：34-44, 2017.

5) Abouammoh MA, Alsulaiman SM, Gupta VS, et al：Pars plana vitrectomy with juxtapapillary laser photocoagulation versus vitrectomy without juxtapapillary laser photocoagulation for the treatment of optic disc pit maculopathy：the results of the KKESH International Collaborative Retina Study Group. Br J Ophthalmol, **100**：478-483, 2016.

6）Ooto S, Mittra RA, Ridley ME, et al：Vitrectomy with inner retinal fenestration for optic disc pit maculopathy. Ophthalmology, **121**：1727-1733, 2014.

7）Zheng A, Singh RP, Lavine JA：Surgical options and outcomes in the treatment of optic pit maculopathy： a meta-analysis and systematic review. Ophthalmol Retina, **4**：289-299, 2020.
Summary　視神経乳頭ピット黄斑症候群に対する硝子体手術成績のメタ解析.

FAX による注文・住所変更届け

改定：2015 年 1 月

　毎度ご購読いただきましてありがとうございます.

　読者の皆様方に小社の本をより確実にお届けさせていただくために，FAX でのご注文・住所変更届けを受けつけております. この機会に是非ご利用ください.

◇ご利用方法

　FAX 専用注文書・住所変更届けは，そのまま切り離して FAX 用紙としてご利用ください. また，注文の場合手続き終了後，ご購入商品と郵便振替用紙を同封してお送りいたします. **代金が 5,000 円をこえる場合，代金引換便とさせて頂きます.** その他，申し込み・変更届けの方法は電話，郵便はがきも同様です.

◇代金引換について

　本の代金が 5,000 円をこえる場合，代金引換とさせて頂きます. 配達員が商品をお届けした際に，現金またはクレジットカード・デビットカードにて代金を配達員にお支払い下さい(本の代金＋消費税＋送料). （※年間定期購読と同時に 5,000 円をこえるご注文を頂いた場合は代金引換とはなりません. 郵便振替用紙を同封して発送いたします. 代金後払いという形になります. 送料は定期購読を含むご注文の場合は頂きません)

◇年間定期購読のお申し込みについて

　年間定期購読は，1 年分を前金で頂いておりますため，代金引換とはなりません. 郵便振替用紙を本と同封または別送いたします. 送料無料，また何月号からでもお申込み頂けます.

　毎年末，次年度定期購読のご案内をお送りいたしますので，定期購読更新のお手間が非常に少なく済みます.

◇住所変更届けについて

　年間購読をお申し込みされております方は，その期間中お届け先が変更します際，必ずご連絡下さいますようよろしくお願い致します.

◇取消，変更について

　取消，変更につきましては，お早めに FAX，お電話でお知らせ下さい.

　返品は，原則として受けつけておりませんが，返品の場合の郵送料はお客様負担とさせていただきます. その際は必ず小社へご連絡ください.

◇ご送本について

　ご送本につきましては，ご注文がありましてから約 1 週間前後とみていただきたいと思います. お急ぎの方は，ご注文の際にその旨をご記入ください. 至急送らせていただきます. 2〜3 日でお手元に届くように手配いたします.

◇個人情報の利用目的

　お客様から収集させていただいた個人情報，ご注文情報は本サービスを提供する目的(本の発送，ご注文内容の確認，問い合わせに対しての回答等)以外には利用することはございません.

　その他，ご不明な点は小社までご連絡ください.

株式会社　全日本病院出版会　　〒113-0033 東京都文京区本郷 3-16-4-7F
電話 03(5689)5989　FAX03(5689)8030　郵便振替口座 00160-9-58753

FAX 専用注文書

年　　月　　日

○印	MB　OCULISTA 5 周年記念書籍	定価(税込)	冊数
	すぐに役立つ眼科日常診療のポイント―私はこうしている―	10,450 円	

(本書籍は定期購読には含まれておりません)

○印	MB　OCULISTA	定価(税込)	冊数
	2022 年 __ 月～12 月定期購読 (No. ___ ～117：計 __ 冊) (送料弊社負担)		
	2021 年バックナンバーセット (No. 94～105：計 12 冊) (送料弊社負担)	41,800 円	
	No. 112　年代別・目的別 眼鏡・コンタクトレンズ処方―私はこうしている―	3,300 円	
	No. 111　基本から学ぶ！ぶどう膜炎診療のポイント	3,300 円	
	No. 110　どう診る？ 視野異常	3,300 円	
	No. 109　放っておけない眼瞼けいれん―診断と治療のコツ―	3,300 円	
	No. 108　「超」入門 眼瞼手術アトラス―術前診察から術後管理まで― 増大号	5,500 円	
	No. 107　眼科医のための薬理学のイロハ	3,300 円	
	No. 106　角結膜疾患における小手術―基本手技と達人のコツ―	3,300 円	
	No. 105　強度近視・病的近視をどう診るか	3,300 円	
	No. 104　硝子体混濁を見逃さない！	3,300 円	
	No. 96　眼科診療ガイドラインの活用法 増大号	5,500 円	
	No. 84　眼科鑑別診断の勘どころ 増大号	5,500 円	
	No. 72　Brush up 眼感染症―診断と治療の温故知新― 増大号	5,500 円	
	その他号数（号数と冊数をご記入ください） No.		

○印	書籍・雑誌名	定価(税込)	冊数
	目もとの上手なエイジング	2,750 円	
	美容外科手術―合併症と対策―	22,000 円	
	ここからスタート！眼形成手術の基本手技	8,250 円	
	超アトラス 眼瞼手術―眼科・形成外科の考えるポイント―	10,780 円	
	PEPARS No. 171 眼瞼の手術アトラス―手術の流れが見える― 増大号	5,720 円	
	PEPARS No. 147 美容医療の安全管理とトラブルシューティング 増大号	5,720 円	

お名前	フリガナ .... ㊞	診療科
ご送付先	〒　　－ □自宅　　□お勤め先	
電話番号	□自宅　　□お勤め先	

雑誌・書籍の申し込み合計
5,000 円以上のご注文
は代金引換発送になります

―お問い合わせ先―
㈱全日本病院出版会営業部
電話 03(5689)5989

FAX 03(5689)8030

年　月　日

住 所 変 更 届 け

お 名 前	フリガナ	
お客様番号		毎回お送りしています封筒のお名前の右上に印字されております8ケタの番号をご記入下さい。
新お届け先	〒　　　　　都 道 　　　　　　府 県	
新電話番号	（　　　　　）	
変更日付	年　　月　　日より	月号より
旧お届け先	〒	

※ 年間購読を注文されております雑誌・書籍名に✓を付けて下さい。

☐ Monthly Book Orthopaedics （月刊誌）

☐ Monthly Book Derma. （月刊誌）

☐ 整形外科最小侵襲手術ジャーナル （季刊誌）

☐ Monthly Book Medical Rehabilitation （月刊誌）

☐ Monthly Book ENTONI （月刊誌）

☐ PEPARS （月刊誌）

☐ Monthly Book OCULISTA （月刊誌）

FAX 03-5689-8030

全日本病院出版会行

通常号 3,300 円(本体 3,000 円+税)　　増大号 5,500 円(本体 5,000 円+税)

各目次等の詳しい内容はホームページ(www.zenniti.com)をご覧ください.

次号予告（9月号）

知らないでは済まされない眼病理

編集企画／大分大学教授　　　　　　久保田敏昭

編集主幹：村上　晶　順天堂大学教授 高橋　浩　日本医科大学教授 堀　裕一　東邦大学教授	**No. 113　編集企画：** 井上　真　杏林大学教授

Monthly Book OCULISTA　No. 113

2022 年 8 月 15 日発行（毎月 15 日発行）
定価は表紙に表示してあります.
Printed in Japan

発行者　　末　定　広　光
発行所　　株式会社　全日本病院出版会
〒 113-0033 東京都文京区本郷 3 丁目 16 番 4 号 7 階
電話　(03)5689-5989　Fax　(03)5689-8030
郵便振替口座 00160-9-58753
印刷・製本　三報社印刷株式会社　　電話　(03)3637-0005
広告取扱店　㈱メディカルブレーン　電話　(03)3814-5980

© ZEN・NIHONBYOIN・SHUPPANKAI, 2022